口腔科疾病
诊断与治疗精要

KOUQIANGKE JIBING

ZHENDUAN YU ZHILIAO JINGYAO

赵蓝波　张方圆　申雪梅　孟令君　主编

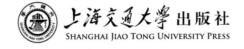

上海交通大学出版社
SHANGHAI JIAO TONG UNIVERSITY PRESS

内容提要

　　本书首先简单介绍了口干、口臭、牙痛、口面部麻木等口腔疾病的常见症状，然后详细介绍了以复发性口腔溃疡、牙本质过敏症、牙齿外源性着色、牙周炎等为代表的口腔黏膜疾病、牙体非龋性疾病和牙周疾病的诊断和治疗，后又介绍了阻生牙拔除术和拔牙的并发症以及牙列拥挤、双颌前突等常见牙畸形的矫治的内容，最后还介绍了口腔保健的部分内容。本书内容全面，通俗易懂，实用性强，适合包括口腔科在内的各科临床医师和医学院校师生阅读使用。

图书在版编目（CIP）数据

口腔科疾病诊断与治疗精要 / 赵蓝波等主编. --上

海：上海交通大学出版社，2022.9

ISBN 978-7-313-26482-4

Ⅰ．①口… Ⅱ．①赵… Ⅲ．①口腔疾病－诊疗 Ⅳ.

①R78

中国版本图书馆CIP数据核字（2022）第156559号

口腔科疾病诊断与治疗精要
KOUQIANGKE JIBING ZHENDUAN YU ZHILIAO JINGYAO

主　　编：赵蓝波　张方圆　申雪梅　孟令君	
出版发行：上海交通大学出版社	地　　址：上海市番禺路951号
邮政编码：200030	电　　话：021-64071208
印　　制：广东虎彩云印刷有限公司	
开　　本：710mm×1000mm 1/16	经　　销：全国新华书店
字　　数：200千字	印　　张：11.5
版　　次：2023年1月第1版	插　　页：2
书　　号：ISBN 978-7-313-26482-4	印　　次：2023年1月第1次印刷
定　　价：198.00元	

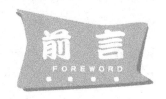

前言
FOREWORD

口腔疾病主要是指口腔在外界理化因子的损害、病原的侵入、牙颌面发育异常及全身性疾病等情况下出现的病理现象。口腔疾病的种类有很多，包括牙体硬组织疾病、牙周疾病及颌面部疾病等，是人类常见病、多发病。尽管大部分口腔疾病在初始阶段并不能引起人们的关注，然而处理不当亦可引起较为严重的后果。一方面，给患者本人造成额外的机体与精神痛苦；另一方面，给后续治疗带来很大困难，也加重了短缺的口腔医疗卫生资源的占用。

近年来，随着生活水平的提高，人们逐渐意识到口腔健康的重要性，对口腔医学的需求越来越大，再加上新理论、新技术、新材料、新方法及新器械的不断涌现，使得口腔医学得以迅速发展。越来越多新的诊断方法和治疗手段被相继应用到临床工作中来，也有许多过时的手段被淘汰，对口腔临床医师的要求越来越高。因此，对于口腔临床医师而言，要不断地更新自己的专业知识，与其他临床医师交流经验，以提高自身的临床诊治水平，为患者提供优质的服务。为适应口腔医学的快速发展，满足口腔临床医师的实际需求，编者们参阅了大量资料文献，并结合自己的丰富临床经验，撰写了这本《口腔科疾病诊断与治疗精要》。

本书首先介绍了口干、口臭、牙痛、口面部麻木等口腔疾病的常见症状，然后阐述了以复发性口腔溃疡、牙本质过敏症、牙齿外源性着色、牙周炎等为代表的口腔黏膜疾病、牙体非龋性疾病和牙周疾病的诊断和治疗，后又介绍了阻生牙拔除术和拔牙的并发症及牙列拥挤、双颌前突等常见牙畸形的矫治的内容,最后还介绍了口腔保健的部分内容。内容既简明扼要、通俗易懂,又力求准确、规范、实用,便于临床医师学习和掌握,期望能给他们提供一点新思路,以便换个角度去归纳、总结、分析临床上出现的问题,找出恰当的解决办法。本书适合包括口腔科在内的各科临床医师和医学院校师生阅读使用。

由于现代医学发展迅速,编者们水平和能力有限,加之时间仓促,本书虽已经反复斟酌修改,多次校对,但仍存在疏漏之处,敬请广大读者批评指正,以期再版修订时进一步完善,更好地为大家服务。

《口腔科疾病诊断与治疗精要》编委会
2021 年 10 月

目 录
CONTENTS

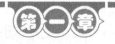

口腔疾病的常见症状

第一节 口 干

正常人一昼夜的唾液分泌量为600～1 400 mL,可使口腔黏膜保持湿润而不感口干。口干可由于各种原因所致的唾液分泌量减少而引起,但也有唾液分泌正常而自觉口干者。

一、唾液腺疾病

由于各种原因造成唾液腺破坏或萎缩均可引起口干症,如鼻咽部肿瘤经放射治疗(以下简称放疗)后两侧腮腺萎缩,唾液分泌减少。干燥综合征是一种自身免疫性疾病,以眼干、口干为主,还伴有肝脾大、多发性关节炎及吞咽困难等症状。患者常有一项或多项自身抗体水平增高,以及丙种球蛋白增高等。本病患者在无刺激时或用酸性药物、咀嚼石蜡等刺激时,均可见唾液分泌量明显减少。

二、神经、精神因素

由于情绪、精神因素的影响,有些神经衰弱患者常自觉口干,但多为暂时性的。检查患者口腔黏膜无明显的干燥,无刺激时唾液量减少,但用石蜡等刺激后唾液量并不减少。

三、更年期综合征

更年期综合征大多发生在女性更年期。除有一般症状外,常伴有口干,萎缩性舌炎、口腔黏膜糜烂、灼痛和刺痛等症状。

四、营养障碍

维生素 B_2 缺乏可出现口干、唇炎、口角炎、舌炎和阴囊炎等,有的还可出现咽部、鼻腔干燥及吞咽困难等症状。

五、局部因素

由于腺样体增殖或前牙严重开颌等造成习惯性口呼吸者常有口干症状，尤以晨起时明显。检查唾液，无刺激时以及用酸性药物刺激后分泌量均正常。此外，口干症也可由其他系统病引起，如糖尿病、脱水、高热后以及使用阿托品类药物后等。

第二节　口　臭

口臭是指口腔呼出气体中有令人不快的气味，是某些口腔、鼻咽部和全身性疾病的一个较常见的症状，可以由多方面因素引起。

一、生理因素

晨起时常出现短暂的口臭，刷牙后即可消除，可由某些食物（蒜、洋葱等）和饮料（乙醇性）经过代谢后产生的臭味物质经肺从口腔呼出所致。某些全身应用的药物也可引起口臭，如亚硝酸戊脂、硝酸异山梨酯等。

二、病理因素

（一）口腔疾病

口腔呼出气体中的挥发性硫化物可导致口臭，其中 90% 的成分为甲基硫醇和硫化氢。临床上最常见的口臭原因是舌苔和牙周病变处的主要致病菌（如牙龈卟啉单胞菌、齿垢密螺旋体、福赛坦菌和中间普氏菌等）的代谢产物。此外，牙周袋内的脓液和坏死组织、舌苔内潴留的食物残屑及脱落上皮细胞等也可引起口臭。在没有牙周炎的患者中，口臭主要来源于舌苔，尤其是与舌背的后1/3处舌苔的厚度和面积有关。用牙刷刷舌背或用刮舌板清除舌苔可显著减轻或消除口臭。

软垢、嵌塞于牙间隙和龋洞内的食物发酵腐败，也会引起口臭。有些坏死性病变（如坏死性溃疡性龈炎、嗜伊红肉芽肿、恶性肉芽肿和癌瘤等）和拔牙创伤的感染（干槽症）等，都有极显著的腐败性臭味。如果经过治疗彻底消除了口腔局部因素，口臭仍不消失，则应寻找其他部位的疾病。

（二）鼻咽部疾病

慢性咽（喉）炎、化脓性上颌窦炎、萎缩性鼻炎、小儿鼻内异物及滤泡性扁桃体炎等鼻咽部疾病均会导致口臭。

（三）消化道、呼吸道及其他全身性疾病

消化道、呼吸道及其他全身性疾病如消化不良、肝硬化、支气管扩张继发肺部感染、肺脓肿及先天性气管食管瘘等也可能导致口臭。糖尿病患者口中可有烂苹果气味，严重肾衰竭者口中可有氨味或尿味。此外，某些金属（如铅、汞）和有机物中毒时，可有异常气味。

（四）神经和精神异常

有些患者自觉口臭而实际并没有口臭，是存在心理性疾病，如口臭恐惧症等，也可能是由于某些神经疾病导致嗅觉或味觉障碍而导致。用鼻闻法、仪器测量法（气相色谱仪等）可直接检测口臭程度和挥发性硫化物的水平。

第三节　牙　痛

牙痛是口腔科临床最常见的症状，也是患者就医的主要原因。牙痛可由牙齿本身的疾病、牙周组织及颌骨的某些疾病，甚至神经疾病和某些全身疾病所引起。对以牙痛为主诉的患者，必须先仔细询问病史，如疼痛起始时间及可能的原因、病程长短及变化情况、既往治疗史及疗效等。必要时，还应询问工作性质、饮食习惯、有无不良习惯（如夜磨牙和咬硬物等）、全身健康状况及家族史等。关于牙痛本身，应询问牙痛的部位、性质、程度和发作时间，如疼痛是尖锐剧烈的还是钝痛、酸痛，是自发痛还是激发痛、咬合时痛，自发痛是阵发的或是持续不断，有无夜间痛，疼痛部位是局限的或放散的，能否明确地指出痛牙等。根据症状可得出一至数种初步印象，便于做进一步检查。应记住，疼痛是一种主观症状，由于不同个体对疼痛的敏感性和耐受性有所不同，而且有些其他部位的疾病也可表现为牵涉性牙痛，因此，应将患者的主观症状与客观检查所见、全身情况及实验室和放射学检查等结果结合起来分析，以做出正确的诊断。

一、引起牙痛的原因

（1）牙齿本身的疾病，如深龋、牙髓充血、各型急性牙髓炎、慢性牙髓炎、逆行

性牙髓炎,由龋齿、外伤、化学药品等引起的急性根尖周炎、牙槽脓肿,微裂,牙根折裂,髓石,牙本质过敏,流电作用等。

(2)牙周组织的疾病,如牙周脓肿、急性龈乳头炎、冠周炎、坏死性溃疡性龈炎及干槽症等。

(3)牙齿附近组织的疾病所引起的牵涉痛:急性化脓性上颌窦炎和急性化脓性颌骨骨髓炎时,由于神经末梢受到炎症的侵犯,会使该神经所支配的牙齿发生牵涉性痛;颌骨内或上颌窦内的肿物、埋伏牙等可压迫附近的牙根发生吸收,如有继发感染,可出现牙髓炎导致疼痛;急性化脓性中耳炎、咀嚼肌群的痉挛等均可出现牵涉性牙痛。

(4)神经系统疾病,如三叉神经痛患者常以牙痛为主诉,而颞下窝肿物在早期可出现三叉神经第3支分布区的疼痛,翼腭窝肿物的早期由于压迫蝶腭神经节,也可出现三叉神经第2支分布区的疼痛。

(5)有些全身疾病,如流感、癔症、神经衰弱等,以及月经期和绝经期均可诉有牙痛。高空飞行时,牙髓内压力增高,可引起航空性牙痛。有的心绞痛患者可反射性地引起牙痛。

二、诊断步骤

(一)问清病史及症状特点

1.尖锐自发痛

尖锐自发痛最常见的原因为急性牙髓炎(浆液性、化脓性、坏疽性)和急性根尖周炎(浆液性、化脓性),也可能为其他疾病所致,如急性牙周脓肿、髓石、冠周炎、急性龈乳头炎、三叉神经痛及急性上颌窦炎等。

2.自发钝痛

自发钝痛常见于慢性龈乳头炎,创伤𬌗等;在机体抵抗力降低时,如疲劳、感冒、月经期等,亦可有轻度自发钝痛、胀痛。坏死性龈炎时牙齿可有撑离感和咬合痛。

3.激发痛

激发痛常见于牙本质过敏、Ⅱ~Ⅲ度龋齿或牙齿楔状缺损等。在牙髓尚未受侵犯或仅有牙髓充血时,无自发痛,仅在敏感处或病损处遇到物理、化学刺激时才发生疼痛,刺激去除后疼痛即消失。慢性牙髓炎一般无自发痛而主要表现为激发痛,但当刺激去除后疼痛仍持续一至数分钟。咬合创伤引起牙髓充血时也可有对冷、热刺激敏感的表现。

4.咬合痛

咬合痛常见于牙隐裂和牙根纵裂时,表现为某一牙尖受力而产生水平分力时引起尖锐的疼痛。此外,牙外伤、急性根尖周炎及急性牙周脓肿等均有明显的咬合痛和叩痛、牙齿挺出感;口腔内不同金属修复体之间产生的流电作用可使患牙在轻咬时疼痛或在与金属器械相接触时发生短暂的电击样刺痛。

以上疼痛除急性牙髓炎患者常不能自行明确定位外,一般都能明确指出痛牙。急性牙髓炎的疼痛常沿三叉神经向同侧对颌或同颌其他牙齿放散,但不会越过中线放散到对侧牙。

(二)初步检查

1.牙体疾病

最常见的牙体疾病为龋齿,检查时应注意邻面龋、潜在龋、隐蔽部位的龋齿、充填物下方的继发龋等。此外,若有牙隐裂、牙根纵裂、畸形中央尖、楔状缺损、重度磨损、未垫底的深龋充填体、外伤露髓牙、牙冠变色或陈旧的牙冠折断等的牙,均可为病源牙。

叩诊对识别患牙有一定帮助。急性根尖周炎和急性牙周脓肿时有明显叩痛,患牙松动。慢性牙髓炎、急性全部性牙髓炎和慢性根尖周炎、边缘性牙周膜炎、创伤性根周膜炎等,均可有轻至中度叩痛。存在多个可疑病源牙时,叩诊反应常能有助于确定患牙。

2.牙周及附近组织疾病

急性龈乳头炎时可见牙间乳头红肿、触痛,多有食物嵌塞、异物刺激等局部因素。冠周炎多见于下颌第 3 磨牙阻生,远中及颊舌侧龈瓣红肿,可溢脓。牙周脓肿和逆行性牙髓炎时可探到深牙周袋,后者袋深接近根尖,牙齿大多松动。干槽症可见拔牙窝内有污秽坏死物,骨面暴露,腐臭,触之疼痛。反复急性发作的慢性根尖周炎可在牙龈或面部发现窦道。

急性牙槽脓肿、牙周脓肿及冠周炎等,炎症范围扩大时,牙龈及龈颊沟处肿胀变平,可有波动。面部可出现副性水肿,局部淋巴结肿大、压痛。若治疗不及时,可发展为蜂窝织炎、颌骨骨髓炎等。上颌窦炎引起的牙痛,常伴有前壁的压痛和脓性鼻涕、头痛等。上颌窦肿瘤局部多有膨隆,可有血性鼻涕、多个牙齿松动等。

(三)辅助检查

1.牙髓活力测验

根据牙齿对冷、热温度的反应,以及刺激除去后疼痛持续的时间,可以帮助诊断和确定患牙。也可用电流强度测试来判断牙髓的活力和反应性。

2.X线检查

X线检查可帮助发现隐蔽部位的龋齿。髓石在没有揭开髓室顶之前，只能通过X线检查发现。慢性根尖周炎可见根尖周围有不同类型和大小的透射区。颌骨内或上颌窦内肿物、埋伏牙及牙根纵裂等也需靠X线检查来确诊。

第四节 牙龈出血

牙龈出血是口腔疾病中常见的症状，出血部位可以是全口牙龈或局限于部分牙齿。多数患者是在牙龈受到机械刺激（如刷牙、剔牙、食物嵌塞、进食硬物及吮吸等）时流血，一般能自行停止；另有一些患者，在无刺激时牙龈即自动流血，出血量多，且无自限性。

一、牙龈的慢性炎症和炎症性增生

这是牙龈出血的最常见原因。如慢性龈缘炎、牙周炎、牙间乳头炎和牙龈增生等。牙龈缘及龈乳头红肿、松软，甚至增生，一般在受局部机械刺激时引起出血，量不多，能自行停止。将局部刺激物（如牙石、牙垢、嵌塞的食物及不良修复体等）除去后，炎症很快消退，出血亦即停止。

二、妊娠期龈炎和妊娠瘤

妊娠期龈炎和妊娠瘤常开始于妊娠的第3～4个月。牙龈红肿、松软、极易出血。分娩后，妊娠期龈炎多能消退，而妊娠瘤常需手术切除。有的患者有慢性牙龈炎，在月经前或月经期可有牙龈出血，可能与性激素导致牙龈毛细血管扩张、脆性改变等有关。长期口服激素性避孕药者，也容易有牙龈出血和慢性炎症。

三、坏死性溃疡性牙龈炎

坏死性溃疡性牙龈炎为梭形杆菌、口腔螺旋体和中间普氏菌等病原体的混合感染。主要特征为牙间乳头顶端的坏死性溃疡，腐臭，牙龈流血和疼痛，夜间睡眠时亦可有牙龈流血，就诊时亦可见牙间隙处或口角处有少量血迹。本病的发生常与口腔卫生不良、精神紧张或过度疲劳、吸烟等因素有关。

四、血液病

在遇到牙龈有广泛的自动出血,量多或不易止住的患者时,应考虑有无全身因素,并及时做血液学检查和到内科诊治。较常见的引起牙龈和口腔黏膜出血的血液病有急性白血病、血友病、血小板减少性紫癜、再生障碍性贫血及粒细胞减少症等。

五、肿瘤

有些生长在牙龈上的肿瘤,如血管瘤、血管瘤型牙龈瘤、早期牙龈癌等也较易导致牙龈出血。其他较少见的,如发生在牙龈上的网织细胞肉瘤,早期常以牙龈出血为主诉,临床上很容易误诊为牙龈炎。有些转移瘤,如绒毛膜上皮癌等,也可引起牙龈大出血。

六、某些全身疾病

肝硬化、脾功能亢进、肾炎后期及系统性红斑狼疮等疾病,由于患者凝血功能低下或严重贫血,均可能出现牙龈出血症状。伤寒的前驱症状可有鼻出血和牙龈出血。在应用某些抗凝血药物或非甾体抗炎药,如水杨酸、肝素等治疗时,易有出血倾向。苯中毒时也可有牙龈被动出血或自动出血。

第五节 牙龈肿大

牙龈肿大是诸多牙龈疾病的一个常见的临床表现。

一、病史要点

(1)牙龈肿胀的病程,是突发,还是逐渐发展。

(2)有无刷牙出血、食物嵌塞及口呼吸习惯。

(3)是否服用苯妥英钠、硝苯地平及环孢素等药物。

(4)家族中有无牙龈肿大者。

(5)已婚妇女的妊娠情况。

二、检查要点

(1)牙龈肿胀的范围,牙龈质地、颜色。

(2)有无牙列不齐、开唇露齿,以及口呼吸、舔龈等不良习惯。

(3)详细检查牙周情况。

(4)必要时做组织病理检查。

三、鉴别诊断

(一)慢性炎症性肿大

慢性炎症性肿大常因长期局部刺激引起,如牙石、牙列拥挤、冠修复体边缘过长、口呼吸及舔龈习惯等。该病病程缓慢,无症状,初起为龈乳头和/或龈缘轻度隆起,逐步地增生至似救生圈套在牙齿周围。口呼吸引起的牙龈肿大与邻近未暴露的正常牙龈有明显的分界线。

(二)急性炎症性肿大

急性炎症性肿大常见于急性牙龈脓肿、急性牙周脓肿及急性龈乳头炎。

(三)药物性牙龈肿大

该类患者有明显的服药史,如苯妥英钠、环孢素、硝苯地平均可引起牙龈增生。增生的牙龈呈实质性,质地坚实,淡粉红色,仅发生于有牙区,停药后增生的龈组织可逐步消退。

(四)遗传性牙龈纤维瘤病

遗传性牙龈纤维瘤病是一种原因不明的少发病,多有家族史。病变波及牙龈、龈乳头及附着龈,且上、下颌的颊舌面广泛受侵,与苯妥英钠引起的牙龈增生不同。肿大的牙龈颜色正常,质地硬似皮革,表面光滑或呈小结节样。重者可将牙齿完全盖住,牙齿移位,颌骨变形。

(五)青春期牙龈肿大

患者处于青春期前后,发病部位有局部刺激因素,但炎症和增生反应较明显,虽经治疗不易痊愈,而且易复发。青春期过后经治疗能较快缓解。临床表现同一般慢性炎症性肿大,即牙龈充血水肿、松软光亮,牙间乳头呈球状突起。

(六)妊娠期牙龈肿大

患者为正处于妊娠期的妇女,牙龈鲜红色或暗紫色,松软光亮,极易出血。单个或多个牙间乳头肥大增生,重者可形成有蒂或无蒂的瘤状物。

(七)白血病牙龈肿大

牙龈色暗紫或苍白,表面光亮,外形呈不规则的结节状,龈缘处可有坏死的假膜。牙龈自动出血或激惹出血,不易止住。常伴有牙齿松动,全身乏力,低热及相应部位的淋巴结肿大。血常规检查有助诊断。

(八)化脓性肉芽肿牙龈肿大

化脓性肉芽肿牙龈肿大可以表现为扁平无蒂的肿大或有蒂的瘤状物,色鲜红或暗红,质地柔软。病损表面有溃疡和脓性分泌物,如果病损时间长可转变为较硬的纤维上皮性乳头状瘤。组织病理检查为慢性炎症细胞浸润的肉芽组织。

(九)浆细胞肉芽肿牙龈肿大

牙龈为鲜红色,且松软易碎,极易出血,表面呈分叶状,质地如同肉芽组织。组织病理检查结果表现为在结缔组织内有大量浸润的浆细胞,或有大量血管和炎症细胞浸润的肉芽肿。

(十)牙龈良性及恶性肿瘤

牙龈良性及恶性肿瘤包括血管瘤、乳头状瘤、牙龈癌等,可结合组织病理检查加以区别。

第六节　开 口 困 难

开口困难是指由于各种原因造成的患者根本不能开口或开口甚小。造成开口困难的原因很多,可分为感染性、瘢痕性、关节性、外伤性、肿瘤源性和精神、神经性等。

一、感染所致的开口困难

(一)下颌智齿冠周炎

下颌智齿冠周炎可以直接累及咬肌和翼内肌,引起肌肉痉挛,造成开口困难。

(二)颌面部深在间隙感染

颞下窝和翼下颌间隙感染会刺激翼肌群痉挛,造成开口困难。感染的来源常常是上下磨牙感染扩散或在注射上颌结节、翼下颌传导麻醉时将感染带入。因感染在深部,早期在颜面部无明显红肿症状,不易发现。所以,在有上、下磨牙感染或拔牙史,低热,开口困难,并在该间隙的相应部位(如上颌结节后方、翼下颌韧带处)有明显红肿和压痛者均应考虑本病。

(三)化脓性下颌关节炎

化脓性下颌关节炎多数在下颌关节附近有化脓性病灶,如中耳炎、外耳道炎等,继之引起下颌关节疼痛,开口困难。检查时可见关节区有红肿,压痛明显,不能上、下牙对拾,稍用力即可引起关节区剧痛。颞下颌关节侧位 X 线片可见关节间隙增宽。

(四)破伤风

破伤风是指由破伤风杆菌引起的一种以肌肉阵发性痉挛和紧张性收缩为特征的急性特异性感染,由于初期症状可表现为开口困难而来口腔科就诊。一般有外伤史。痉挛通常从咀嚼肌开始,先是咀嚼肌少许紧张,继之出现强直性痉挛呈开口困难状,同时还会因表情肌的紧缩使面部形成"苦笑面容"。当颈部、背部肌肉收缩,则形成背弓反张。

(五)其他

如咬肌下、下颌下、颊部蜂窝织炎,急性化脓性腮腺炎等,均可发生开口困难,体征表浅,容易诊断。

二、瘢痕所致的开口困难

(一)颌间瘢痕挛缩

常常由坏疽性口炎后在上、下颌间形成大量瘢痕,将上下颌紧拉在一起而不能开口。一般有口腔颌面部溃烂史,颊侧口腔前庭处能触到索条状瘢痕区,有时还伴有唇颊组织的缺损。

(二)放射性瘢痕

鼻咽部、腮腺区及颞下窝等部位的恶性肿瘤经大量放疗后,在关节周围形成大量放射性瘢痕造成开口困难。开口困难的症状是逐渐发展的,最终可导致几乎完全不能开口。照射区皮肤均有慢性放射反应。如皮肤薄而透明,毛细血管扩张,并可见到深棕色的斑点状色素沉着。

(三)烧伤后瘢痕

由各种物理、化学因素所致口颊部深部烧伤后,逐渐形成大量增生的挛缩瘢痕造成开口困难。

三、颞下颌关节疾病所致的开口困难

(一)关节强直

一般由关节区化脓感染或外伤后关节腔内血肿机化逐渐形成关节融合。关节强直常发病于儿童,会逐渐出现开口困难,以致最后完全不能开口。关节强直侧下颌骨发育短小,面部丰满呈圆形;而健侧下颌骨发育较长,面部则塌陷狭长。颞下颌关节侧位 X 线片可见患侧关节间隙消失,髁突和关节凹融合成致密团块。少数可由类风湿颞下颌关节炎造成,其特点为常累及两侧并伴有指关节或脊柱关节的类风湿关节炎。因此,同时可查到手指呈梭形强直畸形或脊柱呈竹节样强直畸形。

(二)颞下颌关节盘脱出

急性脱臼后或长期颞下颌关节紊乱病后可使关节盘脱出,脱出的关节盘在髁突运动中成为机械障碍物,甚至可嵌顿在髁突和关节结节之间致患者不能开口,呈开口困难状。

四、外伤所致的开口困难

(一)颧弓、颧骨骨折

颧弓、颧骨为面侧部突出处,容易被伤及。最常见为呈 M 形的颧弓双骨折,骨折片下陷,妨碍喙突活动,造成开口困难;颧骨体骨折后向下、向后移位可使上颌骨和颧骨之间的间隙消失,妨碍下颌骨活动,造成开口困难。

(二)下颌髁突骨折

下颌髁突颈部是下颌骨结构中的薄弱区,当颏部和下颌体部受到外伤后容易在髁突颈部骨折,从而造成开口困难。此外,由于局部创伤引起的骨化性咬肌炎也可造成开口困难。新生儿开口困难除破伤风外,应考虑由于难产使用高位产钳损伤颞下颌关节所致。

五、肿瘤所致的开口困难

关节区深部肿物可以引起开口困难,但因为肿物在深部不易被查出,常被误诊为一般颞下颌关节紊乱病而进行理疗。因此,有开口困难而同时存在脑神经症状者应考虑是否有以下疾病。

(一)颞下窝综合征

颞下窝综合征为原发于颞下窝的肿物引起的一种综合征,因肿物侵犯翼肌、颞

肌,故常有开口困难。早期有三叉神经第3支分布区持续性疼痛,继之出现下唇麻木,口角皮肤、颊黏膜异常感或麻木感。肿瘤长大后可在上颌后部口腔前庭处触到。

(二)翼腭窝综合征

翼腭窝综合征为原发于翼腭窝的肿瘤引起的一种综合征,除肿瘤侵犯翼肌可引起开口困难外,最早出现的症状是三叉神经第2支分布区持续性的疼痛和麻木,以后可影响眼眶,累及视神经。

(三)上颌窦后部癌

肿瘤破坏上颌窦后壁,侵犯翼肌群,可以出现开口困难,并有三叉神经第2支分布区的持续性疼痛和麻木,鼻腔有脓血性分泌物,上颌侧位体层X线片见上颌窦后壁骨质破坏。

(四)鼻咽癌

鼻咽癌侵犯咽侧壁,破坏翼板,可影响翼肌群,导致开口困难,并常伴有剧烈头痛、鼻塞、鼻出血、耳鸣、听力障碍及颈部肿块等症状。

六、肌痉挛、神经精神疾病

(一)癔症性开口困难

癔症性开口困难若与全身其他肌痉挛或抽搐症状伴发,则诊断比较容易;但若只出现开口困难症状,则诊断比较困难。此病多发生于青年女性,既往有癔症史,有独特的性格特征。一般在发病前有精神因素刺激,然后突然发生开口困难。用语言暗示或间接暗示(用其他治疗法结合语言暗示),常能解除症状。

(二)颞下颌关节紊乱综合征

咀嚼肌群痉挛性颞下颌关节紊乱综合征一般由翼外肌痉挛经不适当的治疗或在全身因素影响下(如过度疲劳、精神刺激)引起,主要临床表现为开口困难,X线片见关节正常。使用肌肉松弛剂后能立即开口,药物作用过后又开口困难。一般病期较长。

(三)咬肌挛缩

患者常在受精神刺激后突然发生开口困难,有时查不出诱因。一般发生在一侧咬肌,触诊咬肌明显变硬,用钟式听诊器听诊时有嗡嗡的肌杂音。用2%的普鲁卡因溶液封闭肌肉和咬肌神经时,变硬的肌肉可恢复正常,肌杂音可消失或减轻,开口困难症状亦缓解。咬肌挛缩有时可伴有颞肌挛缩。

第七节 口面部麻木

口面部麻木是因口腔颌面部损伤、炎症或肿瘤等,造成支配口面部的三叉神经功能障碍,而出现感觉异常、迟钝,甚至痛觉丧失。

一、病史要点

(1)有无外伤、手术、感染、肿瘤史。

(2)麻木的部位,发病的经过及目前情况。

(3)麻木是否进行性加重,有无缓解期。

二、检查要点

(一)检查感觉和肌肉运动

(1)检查面部触觉、痛觉、温度觉,直接与间接角膜反射,以确定麻木的范围和三叉神经第几支受损。

(2)检查咀嚼肌运动,如下颌有无偏斜、两侧肌张力与收缩力是否相等,有无咀嚼肌萎缩。

(二)检查引起麻木的病因

(1)有外伤史者查上下颌骨有无骨摩擦音、骨不连续、压痛及异常动度。

(2)有无面部肿胀及发热乏力等症状。

(3)有无颌骨膨隆、牙齿松动、张口受限及下颌偏斜。

三、鉴别要点

(一)外伤

上颌骨、颧骨骨折损伤眶下神经患者会出现上唇、鼻、眶下区麻木;下颌骨骨折患者会出现下唇麻木。患者有外伤史,X线片可见骨折线。

(二)颌骨炎症

急性化脓性中央型骨髓炎患者因炎症沿下颌管扩散,使下牙槽神经受损,会出现下唇麻木。可有多数牙松动、面部肿胀,并伴全身中毒症状。X线片见骨质密度改变波及下颌管。待炎症控制后麻木可缓解或消失。

(三)手术损伤

拔阻生下颌第 3 磨牙时,若损伤下牙槽神经或舌神经,会导致下唇或舌麻木。颌下腺、舌下腺手术时,若损伤舌神经,也可起舌麻木。

(四)肿瘤

1.下颌骨恶性肿瘤

其表现为进行性下唇麻木,病灶区牙齿松动、剧烈疼痛。X 线片示弥散溶骨性破坏,下颌管受侵。

2.颞下窝肿瘤

其表现为下颌神经分布区持续性的疼痛及感觉异常,颊长神经受侵时最早出现颊部麻木。张口受限,下颌向患侧偏。耳鸣、听力下降。CT 扫描可见占位性病变。

3.翼腭窝肿瘤

其可为原发或继发恶性肿瘤,表现眶下区麻木,张口受限。三叉神经第 2 支持续性疼痛,向磨牙区放射。继发于上颌窦癌者 X 线下可见骨质破坏,CT 扫描示翼腭窝有占位性病变。

(五)口面部感觉减低或消失

绝大多数是由于三叉神经周围支病变所致,但有时也可能因脑干的三叉神经中枢传导束有关通道病变引起患者三叉神经分布区痛觉、触觉等改变。此时,应转神经内科进一步确诊。

第八节　口面部局部肿胀

口面部局部肿胀是指由于各种原因导致毛细血管壁通透性改变、组织间隙过量积液、淋巴回流障碍及血管及淋巴管畸形而引起的一种病理现象。

一、病史要点

(1)先天性抑或后天性有无外伤、手术、过敏及其他治疗史。

(2)肿胀出现的时间、发展过程。

(3)肿胀范围有无改变,有无全身反应。

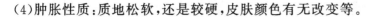

（4）肿胀性质：质地松软，还是较硬，皮肤颜色有无改变等。

二、检查要点

（1）肿胀部位，皮肤色泽。

（2）肿胀质地，有无压痛、波动感、可压缩性或随体位改变其大小。

（3）穿刺液性质、色泽。

三、鉴别要点

（一）血管神经性水肿

突然发作的皮肤和黏膜局限性水肿，数小时或1～2天可自行消退。皮肤、黏膜紧张发亮，有胀感，以唇颊为好发区域，也可发生在口底、舌与颈部。发生在口底和舌根部的肿胀，可影响呼吸。患者体温正常，白细胞计数正常，嗜酸粒细胞计数可增高。用糖皮质激素药物治疗，效果明显。如反复发作则局部组织增厚，药物治疗效果欠佳。

（二）炎性肿胀

患者有牙痛、手术、外伤及结核接触史。炎性肿胀分为副性水肿及炎性浸润肿胀。副性水肿肿胀松软、无痛，皮肤可捏起皱褶，常见于牙槽脓肿所致肿胀。炎性浸润肿胀较硬、疼痛、发红，皮肤光亮、捏不起皱褶，常见于蜂窝织炎，如进一步发展为脓肿形成时穿刺有脓。

（三）损伤性水肿或血肿

损伤部位肿胀、压痛，皮肤伴出血性瘀斑，瘀斑随着分解和吸收颜色逐渐变浅。挫伤后形成的血肿，开始较软，边界不清，以后逐渐变硬，边界逐渐清楚。伴有骨折时，肿胀或触及骨摩擦音及台阶感。

（四）淋巴管瘤

淋巴管瘤一般为先天性，呈慢性肿大，边界不清楚，皮肤颜色正常，柔软，无压痛，一般无压缩性。发生在黏膜时表现为孤立或多发性散在的小的圆形、囊性结节状或点状病损，浅黄色、柔软，以舌、唇、颊部多见。

（五）血管瘤和血管畸形

发生在颌面部深在的血管瘤局部肿大，皮色正常，侵及皮肤则呈紫色斑。有压缩性，低头试验阳性，穿刺有血液。对海绵状血管瘤（低流速静脉畸形）做瘤腔造影有助于诊断，做动脉造影有助于诊断蔓状血管瘤（又称动静脉畸形或高流速动静脉畸形）。

（六）手术后淋巴回流不畅

手术后淋巴回流不畅多发生在面颈部手术、尤其是颈淋巴结清除术后。因面、颈部静脉与淋巴回流不畅所致。半侧面部肿胀，质地柔软、皮色正常。肿胀与体位有关，平卧时加重，下床活动后减轻。

第九节　面部疼痛

面部疼痛是口腔科常见的症状，不少患者因此而就诊。有的诊断及治疗都较容易，有的相当困难。不论是何种疼痛，都必须查清引起疼痛的原因。由牙齿引起的疼痛，查出病因是较为容易的；但牵涉性痛和投射性痛的原因，却很难发现。颞下颌关节紊乱病引起的疼痛也常导致诊断进入迷途，因为它们很类似一些其他问题引起的疼痛。

诊断困难的另一因素，是患者对疼痛的叙述。这种叙述常是不准确的，但又与诊断有关联。患者对疼痛的反应决定于两种因素：一是患者的痛阈；二是患者对疼痛的敏感性。两者在每一患者都不相同。如后者就会因患者的全身健康状态的变化及其他暂时性因素而时时改变。

所谓的投射性痛，是指疼痛传导途径的某一部位受到刺激，疼痛可能在此神经的周缘分布区发生。颅内肿瘤引起的面部疼痛即是一例。这类病变可能压迫三叉神经传导的中枢部分而引起其周缘支分布区的疼痛。投射性痛必须与牵涉性痛鉴别。所谓的牵涉性痛是疼痛发生部位与致痛部位远离的疼痛。在口腔科领域内，牵涉性痛最常见的例子是下牙病变引起的上牙疼痛。疼痛的冲动发生于有病变的牙齿，如果用局部麻醉方法阻断其传导，牵涉性痛即不发生。即是说，阻断三叉神经的下颌支，可以解除三叉神经上颌支分布区的疼痛。这也是诊断疑有牵涉性痛的一种有效方法。投射性痛的发生机制是很清楚的，但牵涉性痛却仍不十分清楚。有学者提出过从有病部位传导的冲动有"传导交叉"而引起中枢"误解"的看法，但争议仍大。

面部和口腔组织的感觉神经为三叉神经、舌咽神经和颈丛的分支。三叉神经的各分支分布明确，少有重叠现象。但三叉神经和颈丛皮肤支之间，常有重叠分布。三叉、面和舌咽神经,以及由自主神经系统而来的分支,特别是与血管有关的交感神经之间,有复杂的彼此交通。交感神经对传送深部的疼痛冲动有一定作用,并已证明刺激上颈交感神经节可以引起这一类疼痛。面深部结构的疼痛冲动也可由面神经的本体感受纤维传导。但对这些传导途径在临床上的意义,争论颇大。与口腔有关的结构非常复杂,其神经之间的联系也颇为复杂。口腔组织及其深部,绝大多数为三叉神经分布。虽然其表面分布相当明确而少有重叠,但目前对其深部的情况了解甚少,故诊断错误是难免的。

可以把面部疼痛大致分为 4 种类型。①由口腔、面部及紧密相关部分的可查出病变引起的疼痛,如牙痛、上颌窦炎引起的疼痛、颞下颌关节紊乱病引起的疼痛等。②原因不明的面部疼痛,包括三叉神经痛,所谓的非典型性面痛等。③由于感觉传导途径中的病变投射到面部的疼痛,即投射痛。如肿瘤压迫三叉神经而引起的继发性神经痛;偏头痛也可列为此类,因其为颅内血管变化引起。④由身体其他部位引起的面部疼痛,即牵涉性痛。如心绞痛可引起左下颌部的疼痛。这种分类法仅是为诊断方便而作的,实际上严格区分有时是很困难的。

对疼痛的客观诊断是极为困难的,因为疼痛本身不能产生可查出的体征,只能依靠患者的描述。而患者的描述又受患者的个人因素影响,如患者对疼痛的经验和敏感性、患者的文化程度等。疼痛的程度无法用客观的方法检测,故对疼痛的反应是"正常的"或"异常的",也无法区别。对疼痛的诊断应分两步进行。首先应排除由于牙齿及其支持组织,以及与其紧密相关组织的病变所引起的疼痛。例如,由上颌窦或颞下颌关节紊乱病所引起的疼痛。如果全面而仔细地检查不能发现异常,才能考虑其他的可能性。诊断时,应注意仔细询问病史,包括起病快慢、发作持续时间、有无间歇期、疼痛部位、疼痛性质、疼痛发作时间、疼痛程度、伴随症状,诱发、加重及缓解因素,家族史等。还应进行全面、仔细的体格检查及神经系统检查,并根据需要行实验室检查。

一、神经痛

可以将神经痛看作是局限于一个感觉神经分布区的疼痛,其性质是阵发性的和严重的。神经痛有不少分类,但最重要的分类是应将其分为原发性的和继发性的。原发性神经痛指的是有疼痛而查不到引起疼痛的原因者,但并不意味没有病理性改变,也许是直到目前还未发现而已。这种神经痛中最常见的是三叉神经痛,舌咽神经痛也不少见。

(一)三叉神经痛

由于其疼痛的特殊性,三叉神经痛的研究已有多年历史,但至今对其本质仍不明了。虽然疼痛通常是一个症状而非疾病,但由于缺乏其他有关症状及对病因的基础知识,现只能认为疼痛是疾病本身。

三叉神经痛多发生于中老年患者,女性较多。疼痛几乎都发生于一侧,限于三叉神经之一支,以后可能扩展至 2 支或全部 3 支。疼痛剧烈,刀刺样,开始持续时间很短,几秒钟即消失,以后逐渐增加,延续数分钟甚至数十分钟。有"扳机点"存在是此病的特点之一。在两次发作之间,可以无痛或仅有钝痛感觉。可有自然缓解期,数周或数月不等,但永久缓解者极为罕见。

在疾病的初发期,疼痛的特点不明显,此时患者常认为是牙痛,而所指出有疼痛的牙却为健康牙;有时常误诊而拔除该牙,拔除后疼痛依然存在,患者又指疼痛来源于邻牙而要求拔除。对此情况医师应加以注意,进行全面检查并考虑三叉神经痛的可能性。相反,其他问题,如未萌出的牙等,也可以引起类似三叉神经痛的症状。检查如发现这一类可能性,应加以处理。此病多发生于 40 岁以后,如为 40 岁以下的患者,应做仔细的神经学检查,以排除其他的可能性,如多发性硬化等。有人主张,卡马西平本身不是止痛药,但对三叉神经痛有特异性疗效,可以用对此药的疗效反应作为诊断的方法之一。

(二)舌咽神经痛

舌咽神经痛的情况与三叉神经痛颇相似,但远较其少见。疼痛的性质相似,发生于口咽部,有时可放射至耳部。吞咽可引起疼痛发作。也可有"扳机点"存在。用表面麻醉药喷于此区能解除疼痛发生。卡马西平亦可用以辅助诊断。

二、继发性神经痛

面部和头部疼痛可以是很多颅内和颅外病变的症状之一。面部疼痛可由于肿瘤压迫或浸润三叉神经节及其周缘支而产生。原发性或继发性颅内肿瘤、鼻咽部肿瘤、动脉瘤、脑上皮样囊肿等,是文献报道中最常引起面部疼痛的病变;颅脑损伤后所遗留的病变也是引起面部疼痛的原因之一;疼痛多不是仅有的症状,但可能最早发生。如有侵犯其他脑神经的症状,以及有麻木或感觉异常的存在,应立即想到继发性神经痛的可能性。

畸形性骨炎(佩吉特病,Paget 病)如累及颅底,可使卵圆孔狭窄而压迫三叉神经,产生疼痛症状;疼痛也可由于整个颅骨的畸形,使三叉神经感觉根在越过岩部时受压而产生。疼痛常似三叉神经痛,但多有其他症状,如听神经受压而发生的耳聋、颈椎改变而引起的颈丛感觉神经分布区的疼痛等。上颌或颧骨骨折遗留的眶下孔周围的创伤后纤维化，也可压迫神经而发生疼痛。继发性神经痛在与原发性神经痛鉴别时，关键在于可以查出引起疼痛的原因，故仔细而全面的检查是必需的。

三、带状疱疹后神经痛

面部带状疱疹发生前、中或后，均可有疼痛。开始时，可能为发病部位严重的烧灼样痛，然后出现水疱。带状疱疹的疼痛相当剧烈。病后，受累神经可出现瘢痕，引起神经痛样疼痛，持续时间长，疼痛严重，对治疗反应差。老年带状疱疹患者特别容易出现疱疹后神经痛，并有感觉过敏或感觉异常症状。

四、偏头痛

偏头痛或偏头痛样神经痛（丛集性头痛）有时也就诊于口腔门诊。偏头痛基本上发生于头部，但有时也影响面部，通常是上颌部，故在鉴别诊断时应注意其可能性。典型的偏头痛在发作前（先兆期或颅内动脉收缩期）可有幻觉（如见闪光或某种颜色）或眩晕、心烦意乱、感觉异常、颜面变色等，症状与脑缺血有关，历时 10～30 分钟或几小时。随即出现疼痛发作。由于动脉扩张引起搏动性头痛，常伴有恶心、呕吐、面色苍白、畏光等自主神经症状，疼痛持续 2～3 小时。若患者入睡，醒后疼痛会消失，故睡眠能缓解偏头痛。麦角胺能缓解发作。

还有一种类似偏头痛的所谓急性偏头痛性神经痛。其病因似偏头痛，患者多为更年期的男性。疼痛为阵发性，通常持续 30 分钟，发作之间间歇时间不等。疼痛多位于眼后，扩延至上颌及颞部。患侧有流泪、结膜充血、鼻黏膜充血及流涕。常在夜间发作（三叉神经痛则少有在夜间发作者）。疼痛的发作为一连串的密集头痛发作，往往集中于 1 周内，随后有间歇期，达数周至数年，故又名丛集性头痛。少见的梅-罗综合征也可有偏头痛样疼痛。患者有唇部肿胀，有时伴有一过性或复发性面神经衰弱现象和颞部疼痛。有的患者舌有深裂，颊黏膜有肉芽肿样病变，似克罗恩病。以上诸病均对治疗偏头痛的药物反应良好。

五、非典型性面痛

非典型性面痛一词用以描述一种少见的疼痛情况。疼痛的分布无解剖学规律可循，疼痛的性质不清，找不到与病理学改变有关的证据。疼痛多为双侧，分布广泛，患者可描述疼痛从面部的某一部分放射至身体他部。疼痛多被描述为严重的连续性钝痛。有的患者有明显的精神性因素，对治疗的反应差；有的甚至越治情况越坏。

本病有多种类型,有学者将其分为 3 类。第一类为由于诊断技术问题而未完全了解的情况;第二类为将情况扩大的患者。这些患者对其面部和口腔有超过通常应有的关注。这些患者显得有些特殊并易被激惹,但仍属正常范围。他们常从一个医师转到另一个,以试图得到一个满意的诊断;第三类患者的症状,从生理学上或解剖学上都不能解释,但很易被认为有精神方面的因素。这类患者的疼痛部位常广泛,疼痛的主诉稀奇古怪。对这一类疾病,首先应做仔细而全面的检查,以排除可能引起疼痛的病变。

六、颞部疼痛

颞动脉炎和耳颞综合征可以引起颞部疼痛。二者虽少见,但也有就诊于口腔门诊者,应在诊断上注意。颞动脉炎属结缔组织性疾病,多见于 50 岁以上的女性。疼痛局限于颞部和额部,皆为颞浅动脉所分布的区域。早期有发热,颞动脉处红肿、热感及压痛,动脉可增厚甚至搏动消失。患者可伴有食欲缺乏、消化不良、体重减轻、出汗及肌痛等症状。疼痛为严重的钝痛,搏动性,偶为阵发性。平卧时增剧,头低位时更为强烈,仰头或压迫颈总动脉可缓解。在疼痛发作的间歇期,受累部对触痛非常敏感。有全身不适、弥散性肌肉和关节疼痛,也可有视力退化。基本病因为全身性动脉的炎症,早期可表现于颞浅动脉。疼痛亦可发生于牙、耳、下颌或颈部,故认为动脉炎还波及其他分支。如不及时治疗,可能引起视神经的不可逆性损害。诊断主要依靠临床检查,受累动脉扩大并疼痛,血沉明显加速。活组织检查是必要的。

耳颞综合征为耳颞神经因腮腺疾病受激惹而引起。腮腺疾病可为炎症、肿瘤或创伤(包括外科创伤)。疼痛发生于耳颞神经分布的部位,常为烧灼样痛。进食时伴有该部多汗及发红。间歇期受累部皮肤可有麻木或感觉异常。

七、牵涉性痛

此处所指为疼痛由远处而来在面部出现的情况,少见。冠状动脉血供不足时,疼痛可牵涉左侧下颌部,同时合并有该病的其他症状。但也有报告左下颌部疼痛为患者的第一个主诉者,以后才发生了心肌梗死的其他症状。

八、由肌肉紊乱而引起的疼痛

疼痛由肌肉的病理性改变或功能紊乱引起,包括一组疾病,在文献中相当紊乱,但至少有 6 种:①肌炎;②肌痉挛;③肌筋膜疼痛综合征;④纤维肌痛;⑤肌挛缩;⑥由结缔组织病引起的肌痛。

肌痉挛是肌肉突然的不随意的收缩,伴随疼痛及运动障碍。疼痛常持续数分钟至数天,运动逐渐恢复,疼痛亦渐轻。引起的原因常为过去较弱的肌肉发生过度伸张、收缩,或正常肌肉的急性过度使用。由于姿势关系而产生的肌疲劳或衰弱、肌筋膜疼痛综合征、保护有关的创伤、慢性(长期)使用等,均是发病的诱因。当肌肉随意收缩时,如举重、进食、拔第 3 磨牙、打呵欠等,肌痉挛皆可发生。如成为慢性,可能产生纤维化或瘢痕,引起肌挛缩。

肌炎是整个肌肉的急性炎症,症状为疼痛、对压痛极敏感、肿胀、运动障碍并疼痛。如未治疗,可使肌肉产生骨化。血沉加快。表面皮肤可肿胀及充血。引起肌炎的原因为局部感染、创伤、蜂窝织炎、对肌肉本身或其邻近的激惹等。肌肉持续过度负荷也是引起原因之一。

肌痉挛时,以低浓度(0.5%)普鲁卡因溶液注射于局部可以缓解;但在肌炎时,任何注射皆不能耐受,且无益,应予注意。

纤维肌痛罕见,为一综合征,又名肌筋膜炎或肌纤维炎,特征与肌筋膜疼痛综合征基本相同。但本病可发生于身体各负重肌肉,而后者发生于局部,如颌骨、颈部或下腰部。故本病的压痛点在身体各部均有。

结缔组织病,如红斑狼疮、硬皮病、舍格伦综合征、动脉炎、类风湿关节炎等,也可累及肌肉而产生疼痛。特征为肌肉或关节滑膜有慢性炎症、压痛及疼痛。通过临床及实验室检查,诊断应不困难。肌筋膜疼痛综合征又名肌筋膜痛、肌筋膜疼痛功能紊乱综合征等,是最常见的慢性肌痛,其诊断标准有以下几点。

(1)骨骼肌、肌腱或韧带有呈硬条状的压痛区,即扳机点。

(2)疼痛自扳机点牵涉至他处,发生牵涉痛的部位相当恒定,见表 1-1。

表 1-1　肌筋膜扳机点及面部疼痛部位

疼痛部位	扳机点位置	疼痛部位	扳机点位置
颞下颌关节	咬肌深部	颏部	胸锁乳突肌
	颞肌中部	牙龈	咬肌浅部
	颞肌深部		翼内肌
	颞肌外侧部	上切牙	颞肌前部
	翼内肌	上尖牙	颞肌中部
	二腹肌	上前磨牙	颞肌中部
耳部	咬肌深部		咬肌浅部

续表

疼痛部位	扳机点位置	疼痛部位	扳机点位置
颌骨部	翼外肌	上磨牙	颞肌后部
	胸锁乳突肌	下磨牙	斜方肌
	咬肌浅部		胸锁乳突肌
	斜方肌	下切牙	咬肌浅部
	二腹肌		二腹肌前部
	翼内肌	口腔、舌、硬腭	翼内肌
颊部	胸锁乳突肌		二腹肌
	咬肌浅部	上颌窦	翼外肌

(3)刺激活动的扳机点所产生的牵涉性痛可反复引出：所谓活动的扳机点是指该区对触诊高度敏感，并引起牵涉性痛。潜在性扳机点一词则用以指该区亦敏感，但刺激时不产生牵涉性痛。

九、炎症性疼痛

炎症包括窦腔炎症、牙髓炎、根尖炎及各种间隙感染等。其中上颌窦炎疼痛部位主要在上颌部。因分泌物于夜间积滞，故疼痛在晨起时较重。起床后分泌物排出，疼痛缓解。弯腰低头时由于压力改变，可加重疼痛；抬头时好转。上颌窦前壁处有压痛，有流涕、鼻塞等症状，上颌窦穿刺可吸出脓液。

十、颈椎病

颈椎病可以直接引起头及面部疼痛，但更常见的是引起肌肉的紊乱而产生直接的疼痛或牵涉性痛。

颈椎病包括椎间盘、椎体骨关节及韧带等的疾病。常可产生头痛，有时头痛为其唯一表现。头痛多在枕颈部，有时扩散至额部及颞部，或影响两侧，或在一侧，多为钝痛。疲劳、紧张、看书及颈部活动等使之加重。肩臂部疼痛、麻木、活动受限，X线片所见等有助于诊断。

十一、颌骨疼痛

骨膜有丰富的感觉神经，对压力、张力等机械性刺激敏感，可产生相当剧烈的疼痛。颌骨疼痛与面部疼痛甚易混淆，在鉴别诊断时应注意。引起颌骨疼痛的原因很多，如急性化脓性骨髓炎、骨膜炎等。颌骨的一些骨病在临床上亦有骨痛表现，其较常见者有甲状旁腺功能亢进、老年性骨质疏松、骨质软化、畸形性骨炎及骨髓瘤等。其他的骨病及骨肿瘤在压迫或浸润神经，或侵及骨膜时，也可引起疼痛。

十二、灼性神经痛

头颈部的灼性神经痛少见,会引起烧灼样疼痛并有感觉过敏,病因多为创伤,包括手术创伤,其可能成为非典型性面部疼痛的原因之一。曾有文献报道灼性神经痛发生于多种面部创伤之后,包括拔除阻生第3磨牙、枪弹伤及头部创伤。临床特征为烧灼样疼痛,部位弥散而不局限;该部皮肤在压迫或轻触时发生疼痛(感觉过敏),或有感觉异常;冷、热、运动及情绪激动可使疼痛产生或加剧;皮肤可有局部发热、红肿或发冷、发绀等表现,为血管舒缩障碍引起。活动、咀嚼、咬合关系失调、打呵欠等会引起及加剧疼痛;松弛可缓解疼痛。在诊断上,以局部麻醉药封闭星状神经节如能解除疼痛,则诊断可以成立。

十三、癌症疼痛

癌症疼痛的全面流行病学调查尚少见报道。有学者曾报道过不同部位癌痛发生率,其中口腔癌占80%,居全身癌痛发生率第2位。北京大学口腔医院调查了208例延误诊治的口腔癌患者,因忽视疼痛的占27%,仅次于因溃疡延误的。其原理是癌浸润增长可压迫或累及面部的血管、淋巴管和神经,造成局部缺血、缺氧,物质代谢产物积蓄,相应组织内致痛物质增加,刺激感觉神经末梢而致疼痛,尤其是舌根癌常常会牵涉引起半侧头部剧烈疼痛。

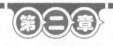

口腔黏膜疾病

第一节　理化性损害

口腔黏膜的理化性损害是指由机械性、化学性及物理性刺激等明确的原因而引起的口腔黏膜病损。

一、创伤性血疱及溃疡

(一)病因

机械性刺激因素对口腔黏膜的损伤可造成创伤性血疱或创伤性溃疡,按刺激时间不同又可分为持久性及非持久性刺激因素。持久性机械刺激如口腔内龋齿破坏后的残冠、残根,尖锐的牙尖,经磨耗后的牙齿锐缘,不良修复体的卡环,义齿的牙托等均是长期存留在口腔内的,可以引起创伤性损害的因素。非持久性机械刺激如脆、硬食物的刺激,咀嚼不慎时的咬伤,刷牙时用力不当,口腔科医师使用器械操作不当等均可对黏膜造成损伤,而成为非持久性的刺激因素。

(二)临床表现

由于机械性刺激因素的力量大小和刺激时间长短不同,机体对刺激的反应亦不完全相同,故形成的病损各有特点。

1.压力性溃疡

由持久性机械刺激引起的一种口腔黏膜深溃疡。多见于成年人,尤其是老年人。病损多发生在刺激物的邻近或与刺激物接触的部位。早期受刺激处黏膜发红,有轻度的肿胀和疼痛,如及时除去刺激,黏膜可恢复正常,否则会形成溃疡,溃疡外形与刺激物形状一致。因为黏膜长期受刺激,故溃疡可波及黏膜下层形成深溃疡。溃疡边缘轻微隆起,中央凹陷。如有继发感染则溃疡表面有淡黄或灰白色假膜。局部淋巴结可触及。

儿童乳牙的慢性根尖炎，当牙槽骨已遭受破坏，再加以恒牙萌出时的压力，有时可使乳牙根尖部由牙槽骨的破坏部位穿破牙龈表面黏膜而暴露在口腔内，形成对黏膜的刺激，引起压力性溃疡。牙根尖部往往直插入溃疡当中，此种情况以上唇及颊黏膜多见。

因为形成压力性溃疡的刺激是缓和而长期的，故溃疡表面多为炎性肉芽组织，而缺少神经纤维，所以疼痛不很明显，但有继发感染时疼痛可加重。

2.里加病

里加病是专指婴儿舌系带由创伤而产生的增殖性溃疡，多见于舌系带短的婴儿。因为舌系带较短，初萌出的下切牙切缘又较锐，所以当吸吮、咳嗽或伸舌时，舌系带易受下切牙切缘刺激。因长时间的摩擦就可形成溃疡。开始时在舌系带处充血、发红、肿胀，久之，上皮破溃即形成溃疡。由于持续不断的摩擦，溃疡面渐扩大，长久得不到治疗即可转变为增殖性、炎症性、肉芽肿性溃疡。触之较坚韧，因此影响舌的运动，患儿啼哭不安。

3.增殖性病损

病损多见于老年人。由于义齿的牙托边缘不合适引起的，长期而缓和的慢性刺激使组织产生增殖性炎症病变。常见于腭部及龈颊移行部。黏膜呈坚韧的肉芽肿性增生，有时伴有小面积溃疡。有时仅有炎症性增生而无溃疡面。患者一般无明显的疼痛症状。

4.Bednar 口疮

Bednar 口疮专指婴儿硬腭后部由创伤引起的擦伤。如婴儿吮吸拇指或吮较硬的人工奶头，或大人给婴儿清洗口腔时力量太大，可造成对上腭的擦伤，形成浅溃疡。病损多为双侧对称分布。婴儿常哭闹不安。

5.自伤性溃疡

自伤性溃疡好发于青少年，性情好动、常用铅笔尖捅刺黏膜，右利手者溃疡好发于左颊脂垫尖或磨牙后垫处；左利手者反之。咬唇颊者，溃疡好发于下唇、双颊或口角处。溃疡深在，基底略硬或有肉芽组织，疼痛不明显。

6.黏膜血疱

黏膜血疱常因咀嚼时不慎咬伤或脆硬食物的重力摩擦而引起。咬伤者多见于颊及口角和舌黏膜，形成的血疱较小。而食物摩擦引起者多见于软腭或咽部黏膜，形成的血疱较大，且易破裂。血疱破裂后可形成溃疡，疼痛明显。小血疱不易破。如将疱中血液吸出且无继发感染，1～2 天即可愈合。

(三)病理学表现

创伤性溃疡的组织病理学变化为非特异性溃疡。可见上皮破坏,溃疡区凹陷。结缔组织中有多形核白细胞、淋巴细胞及浆细胞浸润。增殖性病损可见慢性炎症肉芽组织增生。

(四)诊断

(1)在病损附近或对颌可发现机械性刺激因素。如为溃疡,则溃疡外形往往同刺激物的形态一致。且在上下颌静止或运动状态时,溃疡与刺激物的摩擦部位有相对应关系。

(2)如未发现刺激物,可仔细询问患者,往往有受创伤的病史,而无溃疡反复发作史。

(3)除去刺激因素,局部用药后,溃疡在1～2周即可愈合。如果仍不愈合,溃疡又较深大,或基底有硬结等要考虑做活检,以便进一步明确诊断,排除特殊性病损。

(五)鉴别诊断

需与一些不易愈合的特异性深溃疡相鉴别。

1.复发性坏死性黏膜腺周围炎

(1)口腔内无机械刺激因素,亦无创伤史,但有较长期的口腔溃疡反复发作史。

(2)溃疡深大,且常为多发性,多时为1个或2个深大溃疡同时伴有数个小溃疡。

(3)疼痛明显,溃疡持续数周以上不易愈合。往往能在口腔内见到愈合后遗留的瘢痕。

2.癌性溃疡鳞状细胞癌

癌性溃疡鳞状细胞癌是口腔常见的恶性病变,其以溃疡形式表现的又最多,所以应注意其特征,做到早诊断、早治疗。其特点如下。

(1)口腔内虽然有深溃疡但无刺激因素,无创伤史,亦无口腔溃疡反复发作史。

(2)溃疡深大,呈弹坑样,溃疡底有细颗粒状突起,似菜花样或有人形容像天鹅绒样。溃疡边缘翻卷高起,并发硬。周围组织迅速被浸润,基底有较广泛的硬结。溃疡持久不愈。如无继发感染,则疼痛不明显。

(3)病变进展迅速,病程无自限性,没有组织修复现象。

（4）病变初起时淋巴结无明显改变，但很快病变相应部位淋巴结肿大，触之较硬，早期能推动，晚期则和周围组织粘连不能推动。

（5）用甲苯胺蓝染色法做筛选试验为阳性的部位取活检，易见癌的组织病理学变化。

甲苯胺蓝染色法：先用清水漱口，再用棉签涂1％醋酸于病损处以溶解病损处黏液。然后用1％甲苯胺蓝液涂于病损处及周围黏膜，至少停留1分钟，然后再漱口，以除去过多的染料。最后用1％醋酸擦洗已涂染料处，如染料未被洗掉呈深蓝色则为阳性。

（六）治疗

（1）首先除去刺激因素，如拔除残冠、残根，调磨尖锐牙尖、牙缘，修改不合适的义齿等。轻度的创伤只要除去刺激因素，甚至不需药物治疗，几天内即可愈合。

（2）局部治疗以预防继发感染，促进溃疡愈合为原则。用0.1％依沙吖啶含漱。局部用养阴生肌散或收敛性药物（如1％甲紫），或抗菌消炎的药膏均可。

（3）如有继发感染，局部淋巴结肿大、疼痛等，要根据情况给予抗生素治疗。

（4）对里加病亦按压力性溃疡治疗。首先消除刺激，改变吮奶方式，暂时用勺喂奶，以免吸吮时牙齿切缘刺激舌系带。对增生性溃疡有人主张局部用5％～10％硝酸银烧灼。如溃疡表面有坏死时可考虑使用，以除去表面的坏死组织。用药时应隔离好唾液。用药次数不宜太多，1～2次即可。待溃疡愈合、患儿稍大时可结合手术治疗，矫正舌系带过短。

二、化学性灼伤

（一）病因

某些苛性化学物质，如强酸、强碱等，误入口腔，或口腔治疗用药不慎，使酚、硝酸银等药物接触了正常口腔黏膜，均可使黏膜发生灼伤。

（二）临床表现

化学物质引起损伤的特点是使组织坏死，在病损表面形成一层易碎的白色坏死的薄膜。如拭去此坏死层即露出出血的红色糜烂面。病损不深，但非常疼痛。

（三）治疗

首先要用大量清水冲洗病损处，尽量稀释和洗净致伤的化学物质。因病损往往为大面积的浅溃疡或糜烂,故非常疼痛,局部可使用表面麻醉药,如0.5%达克罗宁或1%～2%利多卡因液等含漱止痛。病损处涂抗菌消炎的药物或收敛性药物。如无继发感染,一周左右可痊愈。

三、热损伤

(一)病因

口腔黏膜的热损伤并不多见,偶因饮料、茶水或食物过烫引起黏膜的烫伤。

(二)临床表现

轻度烫伤仅见黏膜发红,有轻微疼痛或麻木感,并不形成糜烂或溃疡。但热损伤严重时可形成疱疹。疱破溃后变为糜烂或浅溃疡,疼痛明显。

(三)治疗

病损仅发红未糜烂时,一般局部不需用药,数小时内症状可逐渐缓解。如有疱疹或已糜烂,则局部应用抗菌消炎药物。最初1～2天疼痛较重时,局部可用0.5%达克罗宁或1%～2%利多卡因液含漱止痛。如无继发感染,一般在一周左右可痊愈。

四、放射线损伤

放射性口炎又称放射性黏膜炎,是因放射线电离辐射引起的口腔黏膜损伤,多见于用放射线治疗头颈部恶性肿瘤的患者。根据X线照射剂量、患者年龄和健康状况等不同,可发生程度不同的口腔黏膜损伤。一般可分为急性损害和慢性损害。

(一)病因

各种电离辐射(X线,α、β、γ射线及电子、核子和质子)作用于人体,细胞核的DNA吸收辐射能,导致可逆或不可逆的DNA合成和细胞分化方面的变化,破坏了细胞正常代谢,引起细胞基因突变,导致细胞、组织和器官发生一系列反应和损伤。放射线在杀死癌细胞同时,也不同程度地损伤了正常组织。放射性口腔炎是头颈部放疗最常见的并发症。

(二)临床表现

放射性口腔损害的程度和过程取决于电离辐射的性质、照射剂量及其面积和总疗程、个体差异等。放射线照射后短时间内的黏膜变化称为"急性损害",照射后2年以上出现的症状及变化称为"慢性损害"。

一般在照射后第 2 周,当剂量达到 10 Gy 左右时可出现黏膜反应。急性放射性口炎主要表现为口腔黏膜充血、水肿糜烂、白膜形成、溃疡、疼痛,进食困难,甚至影响到放疗的正常进行及治疗效果。口腔黏膜急性放射性损伤依据照射剂量不同可分为 4 级:①Ⅰ级,黏膜充血水肿,轻度疼痛。②Ⅱ级,口腔黏膜充血水肿,点状溃疡及散在白膜,中度疼痛。③Ⅲ级,口腔黏膜充血水肿,片状溃疡及融合白膜,疼痛严重并影响进食。④Ⅳ级,口腔黏膜大面积溃疡,剧痛,不能进食。

慢性放射性口炎患者以唾液腺被破坏、口腔干燥为主要症状。口干症状能长时间存在,并伴有烧灼痛。白色念珠菌感染是常见的并发症。

(三)病理学表现

急性放射线损害可见组织水肿、毛细血管扩张、黏膜上皮细胞坏死、纤维素渗出等。慢性放射线损害可见上皮连续性破坏、炎细胞浸润、毛细血管扩张、黏膜下小唾液腺萎缩等。

(四)诊断

头颈部肿瘤接受放疗的患者接触射线后短期和较长时间后出现口腔黏膜损伤。

(五)预防

(1)应嘱患者使用含氟牙膏,保持口腔卫生,养成餐后刷牙漱口的习惯,使用波浪形软毛牙刷,有效清洁牙齿和牙间隙,保持口腔清洁。

(2)多喝水。患者开始放疗的当天起,每天饮水量$>2\,500$ mL,也可用金银花、麦冬泡水喝,以保持口腔湿润。应多嚼口香糖,多做咀嚼运动,可减轻张口困难。

(3)放疗前先去口腔科做详细检查,如有口腔溃疡、脓肿、龋齿及牙周炎等,治疗后再行放疗。如有不合适的义齿,应先矫正,尽量避免对口腔黏膜的不良刺激。

(4)放疗期间,加强营养,给予高蛋白、高维生素、高热量的饮食,勿食过冷、过热、过硬及油炸食物,忌辛辣、刺激性的食物。遵医嘱用淡盐水或多贝尔溶液漱口预防口腔感染。淡盐水的配制方法:在 500 mL 温开水中加盐 $3\sim4$ g(约小半匙)即可;如发生真菌感染,选用 2%$\sim$4%碳酸氢钠漱口,并含化制霉菌素。

(5)中药漱口液有清热解毒之功效,作用缓和且口感好,不但可以预防口腔感染,而且对上呼吸道感染也有一定的预防作用。

(六)治疗

以对症治疗为主。

1.急性放射性损害的治疗

可根据口腔内 pH 选择正确的漱口液,给予超声雾化吸入,每天 2 次,以减轻黏膜水肿、稀释分泌物、促进溃疡愈合、减少疼痛。溃疡处用锡类散或口腔溃疡膜等贴敷。疼痛剧烈可用局部麻醉药 1%利多卡因饭前含漱,以起到镇痛、消炎、消肿的作用。

2.慢性放射性损害的治疗

有真菌感染者,可用制霉菌素或氟康唑片。但长期使用抗真菌药应注意监测肝、肾功能。口干症状明显者可用人工唾液或促进唾液分泌的药物,如胆碱受体激动剂,或采用中药活血生津冲剂等。

3.全身支持治疗

加强营养,给予高蛋白、高维生素及高热量的饮食。不能进食者给予营养支持,必要时可给鼻饲饮食。

第二节　唇　部　疾　病

皮肤及黏膜共同构成唇,从解剖上看唇红缘是从皮肤到黏膜的过渡,有人称其为半黏膜。因此,虽然黏膜皮肤病均可发生于唇,但临床表现也有其自身的特点。唇在面部及患者心理中占特殊重要的位置,唇暴露在外,易受外界物理、化学刺激而发病。检查时应注意其形态、颜色,有无水肿、皲裂、脱屑、糜烂、色素、质地、结节、压痕,以及其的运动情况。

一、慢性唇炎

慢性唇炎为唇部疾病中常见的慢性非特异性炎症性疾病。

(一)病因

有时原因不明,多与各种慢性长期持续刺激有关。如气候干燥、风吹、寒冷,以及机械、化学、温度、药物等因素,或嗜好烟酒、舔唇、咬唇等不良习惯。有人观察由舔唇、咬唇等不良习惯引起的"人工性唇炎",可能与患者心理障碍有关,病情会反复发作,在唇部形成干燥、皲裂、渗出及结痂等慢性损害。

(二)临床表现

病情特点为反复发作、时轻时重、寒冷干燥季节易发,唇部干燥、灼热或疼痛。唇肿、充血,唇红部脱屑、皲裂,表面渗出结痂。有的会出现糜烂、脓肿或血性痂皮,疼痛明显。这些症状贯穿整个病程。部分患者唇周皮肤亦可受累。慢性反复发作时,肿胀渗出、炎症浸润,可引起持久的淋巴回流障碍,致使唇部长期肿胀,局部淋巴组织可因反复慢性感染而增生。下唇为好发部位,有时局部干胀发痒,患者常伸舌舔唇,试图用唾液湿润干唇。发痒时用手揉搓唇,用牙咬唇,唇部出现脱屑时用手撕扯屑皮,使唇破溃裂口、出血渗出,继发感染后唇部充血肿胀明显,甚至影响唇部的活动。

(三)病理学表现

黏膜上皮部分有剥脱缺损及角化不全,上皮内层细胞水肿。固有层有炎症细胞浸润,以淋巴细胞、浆细胞等为主,血管充血。

(四)诊断

本病根据反复发作、时轻时重、寒冷干燥季节易发,唇部干燥脱屑、灼热或胀痒疼痛等特点不难做出诊断。严重者可有水肿、渗出结痂。

(五)治疗

首先应除去一切刺激因素,改变舔唇、咬唇等不良习惯。避免风吹、寒冷等刺激,忌食辛辣食物。对有心理障碍者应进行心理治疗。干燥、脱屑、皲裂损害,可涂抗炎软膏或激素类软膏,亦可用维生素 A、维生素 B_6 及鱼肝油类软膏,以改善上皮代谢,减少鳞屑干裂症状。有急性渗出、肿胀、糜烂结痂等损害时,可用0.1%依沙吖啶溶液湿敷,也可用金霉素液或金霉素甘油涂擦。在炎症较重时,可酌情给予抗生素以控制感染,或局部注射泼尼松龙混悬液等,以消除炎症、促进愈合。

二、腺性唇炎

腺性唇炎比较少见。特征是下唇肿胀,偶为上唇或上下唇同时发病。

(一)病因

病因尚不明了,一般认为有先天遗传及后天性两种可能。后天性可与龈炎、牙周炎、梅毒等口腔病灶或局部因素长期慢性刺激有关,如牙膏、吸烟、辛辣刺激及某些局部药物等。

(二)临床表现

1.单纯型

单纯型以唇黏液腺增生为主,临床最常见。唇部肿胀增厚,自觉有紧胀感,唇红缘及唇内黏膜可见散在的针头大小紫色斑点,中心有凹陷的黏液腺导管口,边缘清晰,用手触之,黏膜下有多个粟粒大小硬韧结节,为肿大的唇腺,挤压或轻轻向外牵拉患唇,可见露珠样黏液由导管口流出。由于黏液不断分泌,会在唇部形成胶性薄膜,睡眠时,唇部运动减少,唾液分泌也减少,常使上下唇互相粘连。表面可有干燥脱屑,糜烂结痂。

2.化脓型

化脓型是由单纯型继发感染而成,又称脓肿性腺性唇炎。感染表浅时局部形成浅溃疡、表面结痂、痂下有脓液、疼痛明显。感染较深时,可有脓肿和窦道形成。挤压唇部,有脓性分泌物从导管口排出。病程持久者可形成巨唇。

(三)病理学表现

黏液腺体明显增生,腺管肥厚变大,黏膜深层有异位黏液腺,在黏液腺体及小叶内导管的周围有淋巴样细胞、组织细胞、浆细胞浸润。唾液腺导管扩张,并含有嗜伊红物质。部分有纤维化。在脓肿性腺性唇炎患者,上皮结缔组织有较多的炎症细胞浸润,部分有小脓肿形成。

(四)诊断

本病依据临床表现,唇部肿胀、增厚,黏液腺体增大,有黏稠或脓性液体从腺导管口溢出,黏膜表面常有痂膜附着可以诊断。

(五)治疗

目前,无满意的治疗方法。首先应去除诱因,治疗口腔病灶,保持口腔卫生。10%碘化钾每次 10 mL 口服,每天 2 次。化脓感染时,用抗生素消除感染、控制炎症。局部可注射激素或涂氟轻松软膏、金霉素甘油等。因本病多为慢性非特异性炎症,一般抗感染治疗多不理想。另外,去除诱发因素及不良刺激也很有必要。

对唇肿明显外翻,疑有癌变可能时,应及时做活检,唇肿明显外翻时,可考虑手术成形,亦可考虑放疗。

三、肉芽肿性唇炎

肉芽肿性唇炎特征是常单发于上唇或下唇,以上唇多见,上下唇也可同时受累。慢性反复性肿胀肥厚,最后形成巨唇或硬结。有人认为此病与结节病有关,但未能证实。多见于男性,但患病率无明显性别差异。20～40 岁发病较多,但也可见于儿童或老年人,一般多在青春期后发病。

(一)病因

病因不明确,有人认为与根尖炎、冠周炎及扁桃体炎有关,可能是对病灶、脂膜炎特发性迟发型变态反应,或对组织变性特别是皮下脂肪变性的一种异物反应,与局部血管运动性障碍及局部淋巴管系统闭塞性炎症有关。有人认为是结核或结节病,因为病理学表现相似,但动物接种、细菌培养、结核菌素试验均未能证实。有人认为是硅肉芽肿,推测是由于使用含二氧化硅的牙膏或创伤时沾染含硅的污物。有人用偏光检查肉芽肿性唇炎的组织,发现其中有水晶样微粒,但若要确定是硅引起该病还缺少证据。亦有人认为是克罗恩病的局部表现。有人观察病损局部主要是 T 辅助淋巴细胞浸润和 IgM 沉积,推测局部有细胞免疫反应增加,伴体液免疫参与,为免疫调节治疗提供依据。有人在患者血清中发现抗伯氏疏螺旋体抗体、BB 抗体,认为与螺旋体感染有关。

(二)临床表现

本病多在青春期后发生。先从一侧开始,唇肿发展较快,但病程缓慢持久。呈弥散性肿胀,肥厚而有弹性。早期触之柔软无压痛,亦无可凹性水肿,不出现糜烂溃疡。自觉厚胀感,可有轻微发痒。早期皮肤呈淡红色,日久呈暗红色,唇红部可有纵行裂沟,左右对称呈瓦楞状。可有渗出结痂,扪诊可触及颗粒样结节。病情时轻时重,早期多能恢复正常,多次反复发作则难恢复。若持续肿胀,可从一侧扩展至另一侧,发展成不同程度的巨唇。如同时伴有舌裂及面神经麻痹,应考虑为梅-罗综合征。如除口唇肿胀外,在前额、颏部、颊部、硬腭、眼睑或舌黏膜发生肿胀,称为复发性水肿性结节性肉芽肿症。

(三)病理学表现

本病为非特异性炎症,上皮下肉芽肿,上皮细胞形成的结节及朗格汉斯细胞,间质水肿及血管炎,血管周围上皮细胞、淋巴细胞及浆细胞形成结节样聚集。

(四)诊断

根据临床症状,上唇多见,外翘突起增厚,初起色红,炎症明显,并伴有沟裂,反复肿胀,不能完全恢复正常,色呈暗红,无可凹性水肿,不难诊断。

(五)治疗

无特效疗法。去除可能的诱因,如口腔内及口腔周围各种慢性炎症病灶,治疗龋齿、牙周炎,拔除残根,给予适当的抗生素治疗,如甲硝唑、青霉素及四环素。可酌情应用X线浅层照射,类固醇皮质激素口服或局部注射,亦有采用氯喹治疗的报道。也可采取唇整形术。

四、梅-罗综合征

梅-罗综合征又称唇肿-面瘫-舌裂三联征、肉芽肿性唇炎综合征等。本征因最早由瑞士医师梅尔克松(1928)与德国医师罗森塔尔(1930)所报告而命名。有些学者认为肉芽肿性唇炎是梅-罗综合征不全型,也有人认为梅-罗综合征可能是结节病的变异型。这三者具有共同的发病因素及性质,组织病理学表现相似。

梅-罗综合征病因不明,青春期以后发病较多,男性略多于女性。唇肿、面瘫、舌裂病损多不同时出现,可相隔较长时间。唇部呈弥漫性肿胀,单侧或双侧,呈棕红色,触之有弹性,无凹陷,也无触压痛。可有沟裂但无溃烂结痂,唇周皮肤正常。颊、腭及牙龈也可发生肿胀。舌表面有深沟裂纹,使舌呈皱褶状。面神经麻痹多在青春期前后突然发生,属外周性麻痹,与周围性面神经炎所致麻痹难以区别。麻痹可为部分或全部,也可为双侧,开始可为间歇性,以后则呈永久性。面瘫与唇肿可不在同侧。还可出现嗅神经、听神经、舌咽神经和舌下神经麻痹的症状,以及嗅觉异常、头痛头晕等。

组织病理学表现上皮增厚,结缔组织明显水肿,胶原纤维紊乱断裂,血管周围有淋巴细胞浸润,在肌层可见孤立性肉芽肿。

三大症状俱全诊断为完全型,有两项症状诊断为不完全型,但唇肿为多数患者具备的症状。

治疗可口服皮质激素,或使用泼尼松龙混悬液加普鲁卡因局部注射。也有应用X线照射或物理治疗取得疗效者。

五、光化性唇炎

光化性唇炎是因过多接受日光照射而引起的唇黏膜损害,又称日光性唇炎。

(一)病因

本病为对紫外线过敏所致。正常人经受一定强度日光照射吸收紫外线后,皮肤暴露部位可以变黑、产生晒斑,颈、颧、鼻及下唇都可发生。少数人对紫外线具有特殊敏感性而发生本病。夏季多发,下唇多见。

卟啉对紫外线具有高度敏感性。植物中含的叶绿素为卟啉衍生物,故食用一些蔬菜、药物等,可影响卟啉代谢,增强患者对日光的敏感性而致病。肝脏疾病也可引起卟啉代谢障碍,使患者对日光的敏感性增加。

有人认为,日光照射的最初时,细胞中的 DNA、RNA 与蛋白质合成及有丝分裂均被抑制,24 小时后逐渐恢复。细胞功能加速进行,有丝分裂明显增加,长期反复的照射可不断促进 DNA 合成和分裂,造成棘层肥厚以致癌变。

(二)临床表现

以下唇红部黏膜损害多见。按其发作程度分为急性和慢性两种类型。

1.急性型

突然发作,整个唇红部水肿充血明显,灼热刺痛。有散在或成簇的小水疱,疱破溃形成表浅糜烂面,渗出结痂,并易于破裂出血,使疼痛加剧。损害重而深者,预后留有瘢痕。轻而表浅者,预后可留有色素沉着。

2.慢性型

反复持久日光照射,唇部反复持续损害,症状逐渐加重。表现为干燥脱屑,充血肿胀,皲裂,血管扩张。唇红部不断出现灰白色秕糠状鳞屑,较少瘙痒和结痂。时间久之,口周皮肤可脱色,或有灰白色角化条纹和肿胀。

(三)病理学表现

急性者表现为细胞内及上皮细胞间水肿和水疱形成,慢性者表现有不全角化、棘层增厚、基底细胞空泡变性。突出表现是胶原纤维嗜碱性变,在地衣红染色下,呈弹性纤维状结构。有人发现偶有异型核和异常有丝分裂区域存在。这部分最终导致浸润鳞癌。

(四)诊断

依据临床表现,结合病史可以诊断。除唇部肿胀水疱、糜烂结痂损害外,结合皮损及日光照射史可明确诊断。慢性则表现为黏膜增厚脱落,口周粗糙等特点。

(五)治疗

有人认为,由于光化性唇炎可能转变成鳞癌。因此,要尽快制订治疗方案。

(1)物理性遮光:避免日光直接照射,采取避光遮阳措施,如戴帽遮光和戴口罩等。

(2)化学性遮光:涂避光软膏,如 5% 奎宁软膏、50% 二氧化钛软膏或 20% 水杨酸霜等。

(3)渗出水肿明显者应用 1% 依沙吖啶溶液湿敷,去除痂膜,涂以激素类软膏及抗生素软膏。口服氯喹,氯喹能吸收 280～350 nm 紫外线,稳定溶酶体膜,与体内外卟啉结合迅速排出体外,减轻光敏作用。避免长期直接的紫外线照射。

其次是涂液状、胶状、防水、防光物品对唇部进行保护。含有对氨基苯甲酸及其脂类物作用较好,如 5% 奎宁软膏、50% 二氧化钛软膏、20% 水杨酸霜。

(4)立即停用可能使卟啉代谢障碍的食物、药物,服用氯喹。

(5)渗出结痂时用 0.1% 依沙吖啶溶液湿敷去痂,涂激素软膏或抗生素软膏。

(6)光化性唇炎的治疗重点之一是防止鳞癌的发生。氟尿嘧啶可通过抑制胸腺嘧啶合成酶,在 DNA 合成方面起到抗代谢作用,用于有白色角化处。亦可用冷冻、CO_2 激光治疗。

六、口角炎

口角炎是上下唇联合处口角区发生的各种炎症的总称。可单侧或双侧对称性发生,病损多由口角黏膜皮肤连接处向外扩散发生。如无明显充血水肿炎症,称为口角症。

(一)病因

口角炎发病因素较为复杂,如营养不良、维生素缺乏、感染(尤其是白假丝酵母感染)、创伤、变态反应(主要是接触药物、化学物质),以及牙齿磨耗或缺牙过多而造成颌间垂直距离过短、口角流涎等,均可成为发病因素。其致病因素不同,临床表现和治疗也有差别。

(二)临床表现

上下唇联合处潮红充血、干燥脱屑、皲裂糜烂、渗出结痂,张口裂开,可有出血,可伴继发感染,引起灼热疼痛。一般 1~3 周愈合,损害重者可留有灰色瘢痕。

1.营养不良或维生素缺乏性口角炎

两侧口角皮肤黏膜区呈对称性非特异性炎症。有湿白糜烂、平行横纹皲裂,糜烂面覆以灰黄色或黄褐色黏痂。多无明显自发性疼痛。维生素 B_2(核黄素)缺乏者还同时伴有唇炎、舌炎等症状。

2.颌间垂直距离过短性口角炎

由于牙齿重度磨耗、牙齿大部分缺失或义齿修复不良等,造成颌间垂直距离过短,两侧口角凹陷下垂,常有唾液溢出,刺激局部组织发生炎症。局部浸软和潮红、干燥脱屑、充血渗出,可有横纹或向外下裂口和糜烂,伴有灼痛,在进食时更为明显。

3.细菌、真菌感染性口角炎

这种感染性口角炎主要为链球菌、葡萄球菌和白假丝酵母感染。在两侧口角区出现红色炎症,上皮发白状如被浸软化,局部皮肤黏膜变厚,伴有细小横行或放射状裂纹,覆以薄的结痂,疼痛不重,可长期不愈。

4.反应性口角炎

可由于变态反应或毒性反应而发生的口角炎。局部炎症明显,充血水肿、糜烂渗出均较为突出,发病迅速,疼痛明显。

(三)诊断

依据临床病损特点,结合口腔和全身情况,以及病史过程,有无接触变应原、有无造成营养不良的客观条件或全身有营养不良的表现、是否曾长期服用抗生素或免疫抑制剂、是否有多牙缺失等。亦可进行细菌、真菌涂片镜检或培养,或采用排除法试探性治疗以明确诊断。

(四)治疗

主要针对发病原因进行治疗。去除局部刺激因素和对症处理。如给予多种维生素,尤其是维生素 B_2;修改修复体,矫正过短垂直距离,恢复正常颌间高度。

口角局部用 0.1％依沙吖啶溶液湿敷,小檗碱(黄连素)软膏外涂。亦可外用抗生素软膏。在渗出皲裂结痂时,可于湿敷后涂甲紫。

七、血管神经性水肿

血管神经性水肿亦称巨型荨麻疹或 Quincke 水肿,是变态反应的一种,属第 1 型变态反应局部反应型。特点是突然发作、局限性水肿,消退也较迅速。

(一)病因

引起发作的因素有很多,如食物、肠道寄生虫、药物、寒冷刺激、感染、外伤及情绪波动等,都是致病诱发因素。某些抗原或半抗原物质第一次进入机体后作用于浆细胞,产生 IgE(反应素)。这些抗体附着于黏膜下方微血管壁附近肥大细胞表面,当相同抗原第二次进入机体时,则立即与附着在肥大细胞表面的 IgE 相结合并发生反应,引起肥大细胞脱颗粒,释放出组胺、慢反应物质(SRS-A)及激肽等,使血管扩张,通透性增加,引起水肿等相应症状。

(二)临床表现

多发于面部疏松组织,唇部好发,尤以上唇多见,表现为肥厚翘突,可波及鼻翼和颧部,反复发作则可形成巨唇。可发生于下唇,或上下唇同时受累。可发生于眼睑、耳垂、阴囊、舌及咽等组织疏松部位,手足也可发生。舌部肿胀如巨舌,影响饮食说话及吞咽活动。局部表现广泛弹性水肿,光亮如蜡,扪之有韧性,无凹陷性水肿。边界不清,皮肤颜色正常或微红,有灼热微痒或无不适。全身多无明显症状,偶有头晕乏力。肿胀常突然发生,亦可缓慢发作,持续数小时或半天以上,逐渐消退。一般消退较快,不留痕迹,但也可持续较长时间。慢性者往往在同一部位反复发作,持续更长时间,并难以恢复正常状态。

(三)病理学表现

血管及淋巴管扩张,充血渗出,形成局限性水肿,伴有炎性细胞浸润,病理学改变可波及皮下组织。

(四)诊断

发病突然,好发于面部疏松组织,水肿而有弹性,色泽正常或微红,无压痛。根据病史及临床症状不难诊断。

(五)治疗

寻找变应原,避免接触,但有相当数量的患者难以找到变应原。可用肾上腺素、激素、抗组胺药物等进行治疗。咽喉发生水肿而窒息者,则需行气管插管或气管切开手术,以保证呼吸道通畅。

第三节 舌 部 疾 病

舌是构成口腔的重要器官之一,也是口腔黏膜疾病最易发生的部位。舌有着可随意活动的肌群,血管神经丰富,故能十分灵敏地反映机体的很多变化,并有感觉、触觉、温度觉及特殊的味觉。

舌诊是中医学望诊的一个组成部分。人体正常生理功能发生异常时,可以反映于舌,出现各种病理舌象。临床常结合辨舌来诊断和治疗各种疾病。

一、地图舌

地图舌是一种非感染性炎症性疾病,具有不定性和游走性,在舌的不同部位出现舌乳头萎缩和恢复,又称游走性舌炎。

(一)病因

尚不清楚,部分患者有遗传倾向,有学者认为与遗传因素有关。由于儿童患病较多,患儿神经系统尚不健全稳定;或发作与情绪波动有关。因此,有人认为本病的发生与精神、神经因素有关。另外,也有人认为发病与体质因素、寄生虫、月经周期及面部炎症刺激等有一定联系。

(二)临床表现

病变主要发生于舌背部,也可发生于舌尖和舌侧缘。病损特征为丝状乳头萎缩,留下圆或椭圆形红色光滑凹陷剥脱区,周围有丝状乳头增厚形成黄白色的边缘,相互衔接呈弧形边缘,丝状乳头角化并伸长。正常舌背与病变区形成轮廓鲜明的地图形状,故称地图舌。损害形状大小不一,可单独或多个存在,可相互融合遍及整个舌背。一般多无明显的自觉症状,多为偶然发现,少数患者可有轻度烧灼及痒感。损害可突然出现,可持续多日或几周而无改变,也可一昼夜即发生变化,不断改变其位置和形状,因而常呈现恢复消失和新生萎缩的交替状态。所以,又称游走性舌炎。本病有自限性,有间隔缓解期,舌黏膜表面能完全恢复正常。临床50%以上病例合并裂纹舌。

(三)病理

为非特异性炎症,萎缩区上皮组织变性,乳头消失,基底细胞层无改变,结缔组织有淋巴细胞及浆细胞及组织细胞浸润,损害边缘呈过度角化及角化不全,有上皮细胞碎屑及坏死物质。

(四)诊断

依据病损特征,轮廓形态及位置不断改变,不难作出诊断。有时与舌扁平苔藓不好区分,可借助病理学检查确诊。

(五)治疗

无特效治疗方法,一般不需治疗,向患者进行解释和定期观察即可。主要是消除不良刺激因素,去除口腔病灶,注意饮食及消化功能,保持口腔卫生。可用弱碱性溶液含漱,如2%碳酸氢钠液、2%硼酸钠液含漱。有炎症感染疼痛者,可用金霉素溶液含漱,局部涂金霉素甘油或其他抗生素软膏,还可给予B族维生素,如烟酰胺等。合并念珠菌感染,口含制霉菌素或其混悬液外涂,必要时,口服氟康唑。

二、沟纹舌

沟纹舌又称阴囊舌、裂纹舌或皱褶舌。

(一)病因

目前,尚无一致肯定的意见。过去多认为是先天性舌发育异常所致:舌上纵肌发育异常,舌黏膜随舌肌发育的裂隙出现沟纹。不少患者有家族聚集倾向,所以认为与遗传因素有关。但通过对患者细胞遗传学分析,未发现患者染色体数目、结构方面有特异性改变和染色体畸变率异常增高现象。也有人认为可能是遗传因素和环境因素共同作用所致。现也不排除后天因素,如地理环境、饮食营养等因素影响。因本病可见地区性发作,常为后天发现,也有人认为病毒感染、迟发性变态反应、自主神经功能紊乱等,可能为其致病因素。

(二)临床表现

本病特征为舌背表面出现不同形态的裂隙,裂纹大小、数目、形态及深度不一。有时需舌伸出向下卷曲或用牙轻咬才能看得清晰。舌背中央呈前后向深纵行脉纹裂隙,两旁分叉若干但较浅,对称排列,支脉裂隙伸向两旁舌缘,如叶脉状。脑纹舌沟纹则迂回舌背如大脑沟回。舌裂隙内上皮完整,乳头大部存在,多无明显不适。如上皮受到损伤破坏,经微生物感染,则发生炎症,可有敏感症状。沟纹舌舌体较肥大,可形成巨舌。本病病程发展缓慢,发病率可随年龄增长而升高,在性别上无明显差异。

(三)病理学表现

沟纹可深达黏膜下层或肌层,沟纹表面上皮增生角化,上皮钉突增长,形状不规则。炎症时可见淋巴细胞、浆细胞及毛细血管扩张和组织水肿。扫描电镜检查可见丝状乳头、菌状乳头明显改变,乳头呈半球状或矮柱状。形成机制可能是上皮细胞内折成裂隙,裂隙逐渐加深增宽和延长。

(四)治疗

应向患者解释,消除其恐癌疑虑。嘱患者平时应保持口腔卫生,以避免裂沟内存留食物残屑,导致细菌滋生,引起感染。有继发感染者可涂甲紫或抗生素软膏,也可外用养阴生肌散。有报道采取广泛切除裂沟病灶恢复外形者:在舌背前2/3,从边缘向中央呈 W 形切口。

三、正中菱形舌炎

正中菱形舌炎为一种先天性发育异常。

(一)病因

正中菱形舌炎是舌部发育不全的遗迹,为胚胎奇结节留存。正常舌在发育中邻近的侧突生长超过奇结节,使之陷入舌体内不露出,而两侧突在中线连接起来。假如两侧突联合不全,则奇结节在舌盲孔前露出舌面,而形成正中菱形舌炎样改变;也有人认为这是良性炎症反应的结果。

(二)临床表现

1.光滑型

临床以光滑型多见,在舌背人字沟前方,形成界限清楚、色泽深红的椭圆形病损,其前后径大于左右径,约 2 cm×1.5 cm,质软、表面光滑。病损区乳头缺失、无硬结,不影响舌的功能,多无自觉症状。成年男性较多见。

2.结节型

表现在菱形病损表面,出现大小不等、由粟粒到绿豆大小的暗红色或浅灰白色突起结节或乳头。一般为数个紧密排列,触之稍有坚韧感,基底无硬结,无功能障碍和明显症状。对结节型正中菱形舌炎患者应予追踪,如基底出现硬结或其他症状,应及时做活检。有人认为结节型有癌前损害倾向。

沟纹舌、地图舌、正中菱形舌炎患者,常有舌痛症状,应注意与频繁吐舌伸舌、对镜反复自检观察造成舌肌筋膜劳损而引起的舌钝痛、灼痛区别。如精神紧张、疑虑加重,则症状更趋明显。

(三)病理学表现

光滑型病损表面乳头消失,上皮萎缩,细胞形态无改变,固有层有少量炎症细胞浸润。结节型上皮有不同程度增生和不完全角化,棘层增殖,上皮钉突伸长。有的上皮有异常增生,或伴有白假丝酵母感染。

(四)治疗

无症状者一般不需治疗,局部应保持清洁。若合并感染,局部可涂抗生素软膏或硼酸软膏、养阴生肌散等。如合并白假丝酵母感染,可涂克霉唑软膏,口含制霉菌素。如病损基底变硬,应做活检明确诊断。也可试用电凝烧灼或液氮冷冻。对患者应予以解释病情,并嘱其避免伸舌吐舌及自检,避免精神过度紧张。有人认为对结节型要追踪观察,因为此型有发生癌变的可能。

四、毛舌

毛舌是指舌背人字沟前方丝状乳头密集区域的丝状乳头过度伸长形成丝毛状改变,呈黑色或黑褐色称黑毛舌,如为白色称为白毛舌。

(一)病因

一般认为其与口腔局部环境改变有关。如口腔卫生不良、过度吸烟、长期应用抗生素或某些含漱剂等,影响角蛋白酶的功能而延缓丝状乳头角化上皮细胞的脱落,上皮增生成毛状。唾液 pH 降低偏酸也有利于真菌生长繁殖。最常见的是黑根霉菌。由黑根霉菌孢子产生黑色素,将丝状乳头染成黑色,使舌背呈黑色绒毛状。吸烟过多或食用含有色素的食物,可加重色素沉着。有人认为与化学因素刺激有关,如长期使用氧化剂可诱发本病。如牙膏、含漱剂等内含过氧化氢、过硼酸钠及高锰酸钾等药物,因刺激舌而发生微小损伤,使口内硫化氢与血液结合,产生硫化物形成沉积着色。

此外,发热、慢性炎症、放线菌病、贫血、糖尿病及放疗等都会导致黑毛舌的发生。

(二)临床表现

在舌背中部和后部,可见丝状乳头伸长呈丛毛状,颜色呈黑或黑褐色,越接近中心颜色越深。用探针可拨开伸长的乳头,有如麦浪倒伏,如乳头过度增生伸长,可刺激软腭或腭垂,引起恶心不适。病损由后向前逐渐向中央发展,汇合于中线,多呈三角形,可波及全舌大部,靠近边缘则丛毛物减少。毛长由数毫米到1 cm 以上,表面可有食物残渣而显污秽。多无自觉症状,也可伴有口臭、口干和口苦等。如只有黑色积滞而无长的丛毛,则称黑舌。少数患者毛舌呈黄、绿、白等色,但以黑色毛舌最多。

(三)病理学表现

舌丝状乳头角质细胞明显伸长,乳头之间有细菌和真菌团块及剥脱角质和其他残渣,上皮钉突显著伸长,固有层有淋巴细胞和浆细胞浸润,为非特异性炎症。

(四)诊断

根据临床表现,舌背丝状乳头呈毛状伸长,不难诊断。

(五)治疗

应找出诱发因素,采取相应措施,避免与之接触。停止吸烟与进食可疑食物或药物,加强口腔卫生,毛舌可逐渐恢复正常。亦可用 5% 水杨酸酒精溶液涂布局部以溶解角质。还可用 1% 鬼臼树脂(足叶树脂)丙酮酒精溶液涂擦后冲洗。或涂 4% 尿素溶液后漱口刷牙。如为真菌感染,可用制霉菌素含化或混悬液外涂。

五、舌乳头炎

舌背有 4 种乳头,即丝状、菌状、轮廓及叶状乳头。当乳头受到刺激会发生炎症,并产生不同程度的疼痛和不适。

(一)病因

引起舌乳头产生炎症的以全身因素较为多见,如营养不良、维生素缺乏、内分泌失调、月经周期影响、贫血、血液疾病及真菌感染、滥用抗生素等;也有局部因素,如锐利牙尖边缘、不良修复体、不良习惯及其他外界刺激因素。

(二)临床表现

舌乳头炎为一组疾病,发病部位和致病因素各有不同。因此,其临床表现也有差别。

1.光滑舌

光滑舌为慢性舌乳头萎缩性炎症,多是全身疾病的口腔表现。可见于贫血(缺铁性贫血、恶性贫血)、B族维生素缺乏、营养吸收障碍、绝经期、妊娠期,以及真菌感染、大量使用抗生素等。丝状乳头萎缩、上皮变薄,舌背呈火红色、有浅沟裂隙。菌状乳头可无萎缩,并可显得突出,晚期菌状乳头也可萎缩而成光滑舌。可伴有口干、麻木及灼痛,遇刺激食物可激惹疼痛。

2.菌状乳头炎

菌状乳头分布于舌前及舌尖部,因有痛觉感受器,故对疼痛较敏感。发炎时表现为红肿光亮、上皮薄而呈深红充血状,与贫血、维生素缺乏有关。局部刺激因素如牙石、不良修复体、锐利牙缘,以及辛辣食物、烟酒、牙膏等刺激均可引起本病。

3.叶状乳头炎

叶状乳头位于舌两侧缘后部,在舌根部较明显,呈上下垂直排列的皱襞,因接近咽部、富于淋巴样组织。因此,咽部炎症可波及此处。局部刺激亦可激惹和加重炎症。发炎时叶状乳头明显充血肿大,伴有轻度疼痛。如炎症长期不退、局部破溃长期不愈,则应取活检,明确诊断。

4.轮廓乳头炎

轮廓乳头较少发炎肿大,多无明显不适。因其有味觉功能,在其受损发炎时,可有味觉障碍。部分患者常因偶然发现而误认为是肿物前来就诊,应予检查排除后给予解释以消除顾虑。

(三)治疗

主要是针对其发病原因进行治疗,给予维生素。炎症明显时,给予抗生素。要去除各种局部刺激因素,保持口腔清洁。

六、舌痛症

引起舌痛的原因很多,有全身因素和局部因素,表现症状和轻重程度不一。

(一)病因

舌痛原因是多方面的,可由系统病引起,如贫血、糖尿病、肝病、硬皮病、营养不良、维生素缺乏、慢性酒精中毒及肿瘤等。局部性因素如牙齿锐利边缘、不良修复体、长期伸吐舌自检、微生物感染及牙膏、药物等刺激因素。另外为神经、精神因素,如三叉神经舌支及舌咽神经痛引起的舌痛。还有主诉舌痛,而无客观检查指标的,如颞下颌关节紊乱综合征舌痛、更年期妇女常见的舌灼痛等。

(二)临床表现

全身系统性疾病引起的舌痛,除有全身症状外,局部可见某些表征。如舌干质红少津、舌乳头萎缩,上皮变薄、充血发红,或上皮浅层剥脱等。局部因素引起的,多见于舌某些部位表现充血水肿、糜烂溃疡等炎症。神经性因素引起的则可有阵发性短暂的剧烈疼痛,说话、进食等动作可激发疼痛,病史较长,可用局部麻醉法确定诊断。由颞下颌关节功能紊乱和咀嚼功能障碍引起的舌痛,从临床检查、X线片、肌电图等可确诊。精神因素舌痛,以更年期妇女多见,但舌部多无任何异常可见。有灼痛、钝痛或刺痛,短暂或持续性。发作时间、部位可固定也可不固定,多不影响进食和睡眠。舌部无触痛和味觉异常,舌体运动自如,局部无刺激因素。可有兴奋性增高或情绪抑郁、失眠忧虑及恐癌心理。严重者可有奇特感觉异常、游走性舌痛,常固执认为有严重躯体疾病,影响正常生活。

(三)治疗

主要针对不同病因,进行相应处理。去除局部刺激因素,停用可能致敏药物、牙膏、含漱剂及刺激性食物。精神因素性舌痛,应进行心理治疗,消除悲观恐癌心理,适当应用调整神经功能和镇静药物,如谷维素,维生素 B_1、维生素 B_6 等,以及维生素 B_{12}、烟酰胺、罗通定等。亦可用 0.5%～1%普鲁卡因或加维生素 B_{12} 局部或舌神经封闭。

第四节 复发性口腔溃疡

复发性口腔溃疡专指一类原因不明、反复发作但又有自限性的、孤立的、圆形或椭圆形溃疡。同义名有复发性阿弗他溃疡、复发性口疮、复发性阿弗他口炎等。"阿弗他"一词本是希腊文"烧灼痛"的译音。但现在已普遍把它译为"小溃疡"或"口疮"。临床上，根据溃疡大小、深浅及数目不同又可分为轻型阿弗他溃疡、疱疹样溃疡及重型阿弗他溃疡。

一、流行病学

复发性口腔溃疡是口腔黏膜最常见的疾病，患病率居口腔黏膜疾病的首位。性别方面多数报道女性患病稍高于男性，亦有报道男女患病率约相等者。患者可为任何年龄，但以青壮年多见，儿童及老人较少。一般发病没有季节性差别，但夏季发病相对稍少于其他季节。

二、病因

复发性口腔溃疡病因复杂，至今仍不很明确。从发病到治疗，个体差异均较大。有些患者临床表现相似，但其发病诱因却迥然不同，给以同样的治疗，效果亦不尽相同。说明本病发病是多种因素综合作用的结果。国内外有关病因的研究及病因学说简述如下。

(一)病毒感染

因为口炎型复发性口腔溃疡的临床表现与单纯疱疹病毒感染性口炎相似，所以有人考虑前者可能是单纯疱疹病毒感染所致。但是大量病例研究证实，对复发性口腔溃疡病损用鸡胚接种未能培养出病毒。在患者血清中未查见特异性抗单纯疱疹病毒抗体。近年来，有研究发现，急性期复发性阿弗他溃疡患者的外周血单核细胞中人类疱疹病毒6型、7型或人类乳头状瘤病毒的DNA片段的阳性率显著高于正常人。但大部分研究均未从复发性阿弗他溃疡病变组织中直接检测出病毒，而对疱疹性口炎患者做上述检查则能得出阳性结果。但一些学者仍认为不能排除病毒的致病作用，认为病毒寄生在细胞内，由细胞所产生的病毒抗原所致的免疫反应，可引起宿主组织的病理学变化而形成溃疡。

(二)细菌感染

有人提出L型菌在复发性口腔溃疡中有致病作用。L型菌是溶血性链球菌在抗生素的作用下转变为的无细胞壁的滤过性原生质体。在复发性口腔溃疡患者体内，L型菌可在细胞内寄生而呈潜伏带菌状态。从病损部位取标本可以培养分离出L型菌。将这种培养液注入实验动物的口腔黏膜亦能形成类似复发性口腔溃疡的病损。所以有人认为，L型菌与口腔黏膜有共同的抗原成分。它们刺激机体产生的抗体可与L型菌和上皮自身的抗原都发生反应(交叉反应)，形成的自身抗体可以使上皮损伤而形成溃疡。近年来,不断有学者用分子生物学技术从复发性阿弗他溃疡病损区检测出幽门螺杆菌,且患者经抗菌治疗后临床症状好转。

(三)消化系统疾病及功能紊乱

流行病学调查及临床实践发现复发性口腔溃疡与消化道疾病(如胃溃疡、十二指肠溃疡、溃疡性结肠炎及局限性肠炎等疾病)之间有密切关系,约有 10% 复发性口腔溃疡患者有消化道疾病。消化道功能紊乱,如腹胀、腹泻或便秘,约占发病诱因的 30%。

(四)内分泌变化

有些女性患者发病与月经周期有关。有研究发现,口腔黏膜上皮存在性激素受体。因此,性激素紊乱可造成口腔黏膜上皮细胞的损伤。临床实践也发现复发性阿弗他溃疡患者往往在月经期前发生口腔溃疡,而在妊娠期间及哺乳期病情好转。因为月经期前黄体酮含量增高而雌激素水平下降,而妊娠时雌激素增加。这说明复发性口腔溃疡的发生可能和内分泌变化有关。此外,有人对月经前发生复发性口腔溃疡的患者给予雌激素治疗取得了一定效果。

(五)环境因素

其包括心理环境、生活工作环境和社会环境等。目前,对复发性阿弗他溃疡的研究已逐步向社会-心理-生物医学模式转化。复发性阿弗他溃疡患者往往在精神紧张、情绪波动、睡眠不佳等情况下发病。人格问卷结果表明,复发性阿弗他溃疡患者 A 型行为类型问卷得分高于正常人。临床上,可见考试紧张或工作劳累时复发率明显上升。

(六)遗传因素

对复发性阿弗他溃疡的单基因遗传、多基因遗传及遗传标志物和遗传物质的研究表明,复发性阿弗他溃疡发病有遗传倾向。如父母均有复发性口腔溃疡时,子女发病率为 80%~90%,双亲之一有复发性口腔溃疡时,子女至少也有 50%~60% 的概率发病。人类白细胞抗原(human leucocyte antigen,HLA)是存在于人体白细胞及各种有核细胞膜表面的抗原。其个体差异最大,除非有血缘关系否则是很难相同的。故 HLA 是重要的遗传标志物。对复发性阿弗他溃疡患者血液中 HLA 抗原的研究表明,患者 HLA-A_2、B_5、B_{12}、DR_4 抗原阳性率较对照组高。用单克隆抗体对复发性阿弗他溃疡局部病损组织的上皮细胞中 HLA-Ⅰ、HLA-Ⅱ类抗原表达研究显示,溃疡前期 HLA-Ⅰ、HLA-Ⅱ类抗原仅存

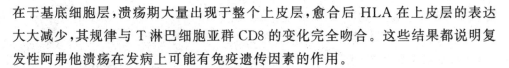

在于基底细胞层,溃疡期大量出现于整个上皮层,愈合后 HLA 在上皮层的表达大大减少,其规律与 T 淋巴细胞亚群 CD8 的变化完全吻合。这些结果都说明复发性阿弗他溃疡在发病上可能有免疫遗传因素的作用。

(七)免疫因素

国内外许多研究均发现,复发性阿弗他溃疡的发病与机体免疫反应有密切的关系。

1.体液免疫和自身免疫现象

(1)复发性阿弗他溃疡患者血清中的免疫球蛋白 IgG、IgA 及 IgM 水平,95%在正常范围。

(2)27%～40%患者血液循环中免疫复合物含量高于正常人。免疫复合物一般可被吞噬细胞清除。但当清除不够时则可沉积于血液循环中或血管壁的基底膜上,并可激活补体,吸引多形核白细胞集聚,释放溶酶体酶溶解组织,引起血管炎症及组织坏死而形成溃疡。

(3)在复发性口腔溃疡的活检标本中可见到血管周围有大量的淋巴细胞和单核细胞浸润。如用直接免疫荧光法检查,亦可见免疫球蛋白 IgG 和 IgM 抗体存在,说明其体液免疫功能的变化。

以上研究结果提示体液免疫和自身免疫反应是复发性阿弗他溃疡发病的可能因素之一。

2.细胞免疫

对复发性阿弗他溃疡患者 T 淋巴细胞亚群分析及功能测定,以及淋巴因子的研究显示:T 淋巴细胞在复发性阿弗他溃疡的发病中起重要作用。

(1)用胎儿口腔黏膜组织匀浆作为特异抗原,刺激复发性口腔溃疡患者外周血淋巴细胞,然后做活性玫瑰花试验,发现多半患者呈明显的阳性反应。再进行淋巴细胞转化试验,半数以上亦为阳性结果。说明在特异性抗原的刺激下激活了致敏淋巴细胞释放淋巴因子,对口腔黏膜上皮产生细胞毒作用,由此引起病理学变化使上皮发生损伤,形成溃疡。因而认为复发性口腔溃疡的发生也可能是细胞介导的迟发型超敏反应,亦即第Ⅳ型变态反应。

(2)溃疡前期以 CD4$^+$T 淋巴细胞占多数,溃疡期则为 CD8$^+$T 细胞为主,同时 CD4/CD8 比例明显下降甚至倒置,愈合期又恢复到以 CD4$^+$T 淋巴细胞为主。

(3)淋巴因子检测显示,在活动期复发性阿弗他溃疡患者外周 TNFα 增高,IL-2 降低。推测这些细胞因子的异常可能参与复发性阿弗他溃疡病损处白细胞的聚集和激活而造成黏膜的损害。

3.复发性口腔溃疡的临床特点符合免疫功能异常的表现

(1)发病不需外界动因,多为自然发病。

(2)病程迁延、反复发作,又可自行缓解。

(3)有遗传倾向,家族中常有多数人患病。

(4)应用肾上腺皮质激素、左旋咪唑等调整免疫的药物进行治疗可收到一定的效果。

上述资料提示细胞免疫及体液免疫在复发性阿弗他溃疡发病中所具有的重要意义。

(八)其他因素

如缺乏微量元素锌、铁、叶酸、维生素 B_{12} 等可降低免疫功能,会增加复发性口腔溃疡发病的可能性。但临床患者补充上述药物,疗效报道不一。

此外,对复发性阿弗他溃疡患者的甲皱、舌尖、唇黏膜的微循环观察发现,患者毛细血管静脉端曲张、丛数减少、管襻形态异常、部分毛细血管闭塞、血流速度减慢到血流量减少。血流动力学研究显示血黏度增高、血细胞比容百分比增高等变化。

总之,复发性口腔溃疡发病有多种因素和复杂的致病机制。目前,尚不完全明确,故无特效治疗。因此,对于复发性口腔溃疡的病因仍是一个需要继续探讨的问题。

三、临床表现

复发性阿弗他溃疡分为轻型阿弗他溃疡、重型阿弗他溃疡和疱疹样(口炎型)溃疡。

(一)阿弗他溃疡

轻型阿弗他溃疡为复发性口腔溃疡中最轻的一型,又称为轻型复发性口腔溃疡或轻型复发性口疮。复发性口腔溃疡初发时一般均为轻型口腔溃疡。此型也是最常见者,在复发性口腔溃疡患者中占80%以上。

溃疡可以出现在口腔黏膜的任何部位,但以无角化或角化较差的部位更好发,如唇黏膜、舌尖、舌缘、舌腹、颊、软腭及腭弓等部位。而像附着龈、硬腭等角化良好的咀嚼黏膜却很少发病。

溃疡数目通常只有一个或数个,圆形或椭圆形,散在分布。按病变的发展过程,可将溃疡分为三个阶段,但此三阶段并不能明确的分开。病变初起时黏膜充血发红,水肿,出现针头大小的红色小点,有些患者称有"小疱",局部有灼热不适感。接着病变很快发展成溃疡。溃疡表浅,直径2～3 mm。溃疡表面微凹,被覆一层淡黄色纤维素膜。溃疡周围有明显的红晕。溃疡基底柔软,无硬结。有比较剧烈的烧灼痛,冷、热、酸、甜等刺激都使疼痛加重。此种状况维持4～5天即开始转向愈合期。愈合期时溃疡底逐渐平坦,因有肉芽组织修复,溃疡面亦逐渐缩小。黏膜充血减轻,炎症消退,疼痛亦渐轻。再过2～3天即可自行愈合,不留瘢痕。从发病最初到溃疡愈合,如果没有继发感染或局部创伤,7～10天。但溃疡愈合后往往在一定的间歇期后又复发。间歇期长短不定,可自数天至数月或更长的时间。但严重的病例溃疡此愈彼起接连不断,几乎没有间歇期。主要症状是口腔黏膜溃疡疼痛,一般并无明显的全身症状和身体其他部位的病征。

(二)疱疹样阿弗他溃疡

疱疹样阿弗他溃疡或称复发性口炎型溃疡。病情较复发性轻型口腔溃疡重,但较复发性坏死性黏膜腺周围炎轻。

溃疡表现、好发部位和病程等基本上都与复发性轻型口疮相似,但溃疡面积可能稍小,而溃疡数目明显增多,常可达十几个或几十个,散在分布而成口炎形式。口腔黏膜有较广泛的充血发红及炎症反应。疼痛较轻型口疮明显,唾液增加,可能会伴有头痛、低热、全身不适等症状。如有继发感染则局部淋巴结可肿大。病损愈合后又可复发。

(三)重型阿弗他溃疡

重型阿弗他溃疡也称复发性坏死性黏膜腺周围炎,简称腺周口疮,是复发性口腔溃疡中最严重的一型。因溃疡面积深大,故又称复发性巨型口疮。因溃疡愈合后可形成瘢痕,亦称复发性瘢痕性口疮。在复发性口疮中较少见,占复发性口腔溃疡患者中的8%～10%。

溃疡开始时,其表现和轻型口疮相似。但很快,溃疡扩大,基底加深直达黏膜下层的腺体或黏膜腺周围组织,故溃疡基底微硬或呈结节状。溃疡边缘不齐,高低不平,四周有炎症反应,表面覆盖灰黄色纤维素性渗出,有时表面有灰白色坏死组织。溃疡面积较大,一般直径>5 mm,大的为1～2 cm。病期较长,一般数周至1～2个月溃疡才能愈合。个别患者可达4～5个月,愈后可遗留坚韧而高低不平的瘢痕组织。

大溃疡的数目常是1个或2个,很少有更多的大溃疡同时出现。但在大溃疡未愈合以前往往又出现轻型口疮。所以,患者口腔内可以同时伴有1个或2

个大溃疡及数个小溃疡。

腺周口疮患者往往有较长的口腔溃疡复发史,一般至少在半年以上。早期溃疡多位于口腔前部,但在屡次复发以后,病损有向口腔后部移行的趋势。较常见的部位是颊黏膜后部、软腭、舌腭弓及悬雍垂等,但下唇内侧接触上颌尖牙的部位亦常见大溃疡,可能与局部创伤有关。溃疡发生在悬雍垂上时,因组织破坏缺损而可变形,这在临床上并不罕见。自觉症状明显,有剧烈疼痛。因愈合的时间长,患者长期受病痛折磨,加上病损部位多在咽部,故可影响吞咽。常伴全身不适,有时血沉加快。

溃疡愈合后经一段间歇期又可复发。临床可见各型溃疡在同一患者口腔中交替出现。

四、诊断要点

(1)有口腔溃疡反复发作 10 年的病史。

(2)溃疡的发作期和非发作期互相间隔,间歇期从 2～3 个月缩短到 4～5 天,逐渐变短,表明病情加重。

(3)检查见右颊上部可见深大溃疡(1.5 cm×1.5 cm),是诊断的重要依据;最近半年曾有过 2 次口角大蚕豆大小溃疡,持续 2～3 个月愈合,局部留有瘢痕,亦是证据之一。

溃疡发作常有 1～5 个溃疡不等,溃疡经常为绿豆或黄豆大小,位于舌、颊、唇等处黏膜,每个溃疡持续 7～10 天可愈,是符合轻型阿弗他溃疡的诊断依据。但是,当轻型口疮和重型口疮同存于口腔时,要诊断为重型阿弗他溃疡。

无生殖器溃疡史,可排除贝赫切特综合征(白塞病)的可能性。但患者持续面部皮肤疖肿是"白塞病"的症状之一,注射针眼出现"红包"的现象是针刺反应阳性表现,也应引起注意,但仍不能据此诊断为"白塞病"。

五、鉴别诊断要点

(一)癌性溃疡

重型口疮需要与癌性溃疡相鉴别:①癌性溃疡患者很少有口腔溃疡的复发性历史,而重型口疮的患者有口腔溃疡多次反复发作的病史。②癌性溃疡发作的年龄常在中、老年,而重型溃疡患者的发病年龄常在青壮年。③癌性溃疡在早期和中期都没有明显的疼痛,而重型口疮疼痛症状始终很明显的。④癌性溃疡是渐进性发展的,没有自限性,而重型口疮发展有自限性,一般在 2～3 个月会愈合。⑤癌性溃疡一般是单个发生的,重型口疮大溃疡同时还伴随着几个小溃疡,

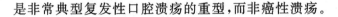

是非常典型复发性口腔溃疡的重型,而非癌性溃疡。

(二)结核性溃疡

重型口疮还需要与结核性溃疡相鉴别:①结核性溃疡患者也少有口腔溃疡的复发性病史,而重型口疮的患者有口腔溃疡多次反复发作的病史。②结核性溃疡发作的年龄也在青壮年,与重型溃疡患者区别不明显。③结核性溃疡也有明显的疼痛,与重型口疮疼痛症状相同。④结核性溃疡也是渐进性发展的,没有自限性,而重型口疮发展有自限性,一般在2~3个月会愈合。⑤结核性溃疡一般也是单个发生的,像重型口疮大溃疡同时还伴随着几个小溃疡,是非常典型复发性口腔溃疡的重型,而非结核性溃疡。⑥结核性溃疡表面的假膜一般很稀薄,透出底部很多粟粒状小结节,溃疡的口小底大,边缘具有潜掘性。重型口疮不具有这样的特点,溃疡表面的假膜较厚,溃疡边缘是隆起的,没有潜掘性。⑦结核性溃疡还有口腔外的结核史,结核菌素试验阳性,胸部 X 片可见结核病灶,病变表面涂片做病原体的齐-尼抗酸染色可见结核分枝杆菌等阳性所见,而重型口疮不具备这些特点。⑧结核性溃疡的组织病理学学特点是出现结核性结节,由组织细胞、朗格汉斯细胞和淋巴细胞组成,结节中央可见干酪样坏死,这是诊断口腔结核的"金标准"。而重型口疮的组织病理学表现是非特异性炎症。

(三)压力性溃疡

重型口疮还需要与压力性溃疡相鉴别:①压力性溃疡患者有明确的创伤史,溃疡附近可见与溃疡相关的残根、残冠及不良修复体等刺激物,而重型口疮的患者少有创伤史,而有口腔溃疡反复发作的病史,溃疡附近无创伤刺激因素。②压力性溃疡在去除创伤刺激因素后1周内,溃疡即愈合。复发性的重型口疮要经历2~3个月才愈合。

六、治疗原则

复发性口腔溃疡的治疗原则是消除致病诱因,增进机体健康,减轻局部症状,促进溃疡愈合。治疗方法及所用药物虽然较多,但还没有特效药物。所以,治疗时应针对每个病例的致病诱因和对药物的反应有侧重地选用治疗方法和药物,包括局部治疗和全身治疗。局部治疗的目的是保持口腔卫生、防止继发感染、消炎、止痛及促进溃疡愈合。全身治疗的目的是缩短病程,延长间歇期,减少复发。

(1)消除致病诱因,增进机体健康。

(2)保持口腔卫生,防止继发感染,消炎的治疗措施可通过给予抗炎漱口水实现,如 0.1%依沙吖啶溶液、1%聚维酮碘溶液等。

(3)止痛措施根据患者的需求可给予 4%苯甲醇、1%普鲁卡因、0.5%达克罗宁等溶液。

(4)促进溃疡愈合的措施可给予养阴生机散、溃疡膏等局部用药。

(5)全身治疗措施:①给予滋阴清热中药成药或方剂调理,溃疡的间歇期常常得到延缓,清热中药也常有解除便秘的功效。②也可给予免疫调节治疗,如分别使用左旋咪唑、聚肌苷酸-聚胞苷酸、转移因子及胸腺素白芍总苷等。

第五节 细菌感染性疾病

一、球菌性口炎

球菌性口炎是急性感染性口炎的一种,主要是以各种球菌感染为主。由于细菌种类不同,引起的病损特征也有差别。临床表现虽常以某种细菌感染为主,但常为混合性感染。本病损害以假膜为特征,所以又称为膜性口炎或假膜性口炎。多见于婴幼儿,偶见于成人。

(一)病因

在正常人口腔内存在一定数量的各种细菌,为人群共有常驻菌,一般情况下并不致病。但当内外环境改变、身体防御能力下降时,如感冒发热、传染病、急性创伤、感染,以及滥用激素、化学治疗(以下简称化疗)和放疗后等,口内细菌增殖活跃、毒力增强、菌群失调,即可发病。以金黄色葡萄球菌、溶血性链球菌或肺炎链球菌致病为多。

(二)临床表现

发病急骤,多伴有头痛、发热、白细胞计数升高、咽痛和全身不适等症状。口腔黏膜和牙龈充血发红、水肿糜烂,或有表浅溃疡,散在或聚集融合成片。由于疼痛影响进食,唾液增多,有较厚纤维素性渗出物,形成灰白或黄色假膜。多伴有轻度口臭和尖锐疼痛。局部淋巴结肿大压痛。经过数天体温恢复正常,口腔病损持续 1 周左右。

1.葡萄球菌性口炎

葡萄球菌性口炎为金黄色葡萄球菌引起的口炎,多见于儿童,以牙龈为主要发病区。牙龈充血肿胀,有暗灰白色薄的假膜,由纤维素性渗出物组成,易被拭去,牙龈乳头及龈缘无破溃糜烂。在舌缘、颊咬合线处可有充血水肿,多有尖锐灼痛。涂片可见大量葡萄球菌,进行细菌培养可明确诊断。

2.链球菌性口炎

链球菌性口炎儿童发病率较高,常伴有上呼吸道感染、发热、咽痛、头痛及全身不适。呈弥散性急性龈口炎,受累组织呈鲜红色。唇、颊、软腭、口底及牙槽黏膜可见大小不等的表浅上皮剥脱和糜烂,有略微高起的假膜,剥去假膜则留有出血糜烂面,不久重新被假膜覆盖。有轻度口臭和疼痛。涂片见大量革兰氏阳性链球菌,培养见大量链球菌,即可明确诊断。

3.肺炎球菌性口炎

肺炎球菌性口炎发于硬腭、口底、舌下及颊黏膜。在充血水肿黏膜上出现银灰色假膜,呈散在斑块状。涂片可见大量肺炎链球菌。有时并发肺炎,但也可在口内单独发生。本病不常见,好发于冬末春初,老人及儿童易罹患,体弱成人也可发生。

(三)病理学表现

口腔黏膜充血水肿,上皮坏死糜烂,上覆大量纤维素性渗出物和坏死组织,以及细菌、白细胞等组成的假膜,固有层有大量白细胞浸润。

(四)治疗

主要是消炎控制感染,可给予抗生素或磺胺类药,如青霉素、乙酰螺旋霉素、交沙霉素、头孢拉啶、头孢氨苄及增效联磺片等。也可根据细菌药物敏感试验选用抗生素,效果更好。止痛也是对症处理的重要措施,局部用1%丁卡因外涂,或用1%~2%普鲁卡因溶液饭前或痛时含漱。局部病损可外用抗生素软膏和药膜,亦可外用中药散剂以消肿止痛促进溃疡愈合。口腔局部含漱或病损局部湿敷也是不可缺少的,要保持口腔卫生,消炎止痛。

二、坏死性溃疡性龈口炎

坏死性溃疡性龈口炎本病同义词病名很多,如奋森口炎、战壕口炎、假膜溃疡性口炎、Plant-Vincent口炎、梭螺菌龈口炎及腐败性口炎等。新中国成立前本病常有流行,新中国成立后随着人民生活条件改善,营养水平提高,卫生状况好转,已很少见,但由于20世纪80年代后艾滋病的全球流行,坏死性溃疡性龈口炎已成为艾滋病的重要口腔表现之一。

(一)病因

本病病原体为梭状杆菌和螺旋体,在病变部位涂片,可见大量这些细菌。在口内二菌共生,单独细菌不易感染致病。但在局部或全身抵抗力下降时,则可使这两种细菌大量繁殖而发病。在口腔卫生不良,营养状况不佳时则迅速发病,病损严重。本病常是复杂混合感染,可合并其他细菌,如链球菌、丝状菌及黑色素类杆菌等。

(二)临床表现

本病为急性感染性炎症,发病急骤,症状显著,多见于儿童及青壮年。好发于前牙牙龈,主要特征为牙龈缘及龈乳头形成穿掘性坏死溃疡,可波及多个牙齿,溃疡边缘不整,互相融合成大片溃疡面,并向周围及深层侵犯。

除牙龈病损外,可波及唇、颊、舌、腭、咽、口底等处黏膜,局部形成不规则形状的坏死性深溃疡,上覆灰黄或灰黑色假膜,周围黏膜有明显的充血水肿,触之易出血。

本病因有剧烈疼痛而影响进食、说话,常伴有流涎、发热、头痛、全身乏力,颏下或下颌下淋巴结肿大、压痛等症状。

(三)组织病理学表现

其为非特异性炎症改变,上皮破坏有大量纤维素性渗出,坏死上皮细胞、多形核白细胞及多种细菌和纤维蛋白形成假膜。固有层有大量炎症细胞浸润。基层水肿变性,结缔组织毛细血管扩张。

(四)诊断与鉴别诊断

诊断突然发病,牙龈坏死溃疡,牙间乳头消失,有特殊腐败臭味,自动出血,唾液黏稠混有血液,有剧烈疼痛或持续钝痛。唇、颊、舌、腭、咽及口底等处黏膜,可有不规则形状坏死性溃疡。涂片有大量梭状杆菌和螺旋体。白细胞增加,淋巴结肿大。

1.急性疱疹性口炎

病原体为单纯疱疹病毒,口腔黏膜表现有散在或成簇小疱疹,疱破裂后呈表浅、平坦、边缘整齐的小圆形溃疡。可侵犯牙龈,主要为附着龈,不侵犯龈乳头。病程约1周,有自限性和一定免疫性。患者多为6岁以下婴幼儿。

2.球菌性口炎

口腔黏膜广泛充血,牙龈也可充血,并易出血,但龈缘无坏死,在颊、舌、唇等部位,可见表浅平坦的糜烂面,上覆黄色假膜。也可见于附着龈,但无恶臭及腐败气味。涂片镜检可见大量各种球菌,如链球菌、金黄葡萄球菌及肺炎双球菌等。

(五)治疗

本病为急性感染性炎症,患者全身状况不佳,口腔黏膜、牙龈损害广泛而深在,所以应及早进行治疗,给予抗感染治疗和支持疗法,以控制感染,消除炎症,防止病损蔓延和促进组织恢复。

全身抗感染可给予广谱抗生素,如青霉素、氨苄西林、头孢拉啶、乙酰螺旋霉素、红霉素及交沙霉素等;也可使用抗无芽孢厌氧菌活性较强药物,如甲硝唑等。

全身应给予高维生素、高蛋白饮食,加强营养。必要时给予输液,补充液体和电解质。

局部治疗、局部处理对缓解症状、消除感染、减少疼痛、防止病变蔓延和促进组织愈合有重要作用。针对病因应用氧化剂反复冲洗、含漱、湿敷,如1%~3%过氧化氢、1∶2 000~1∶5 000过锰酸钾溶液。

另外,除去一切刺激因素和清洁、消毒使用器具,也是很重要的。

(六)预后

预后一般良好。如全身状况极度衰弱、营养不良、口腔卫生不佳,合并产气荚膜杆菌与化脓性细菌、腐败细菌等,病变部位可迅速坏死崩解,甚至造成组织破溃穿孔,穿腮露颊成坏疽性口炎,口角及颊部发生感染较为多见。由于组织分解毒性产物和细菌毒素,被机体吸收可发生全身中毒症状。

(七)预防

经常保持口腔卫生,除去一切刺激因素,注意合理营养,增强抗病能力。

三、口腔结核

结核病是常见的慢性传染病之一。在人体抵抗力降低时因感染结核分枝杆菌而发病。结核病为全身性疾病,各个器官均可发病,而以肺结核最为多见。口腔结核虽有原发病例,但结核初疮极少见,大多继发于肺结核或肠结核等。在口腔黏膜多表现为结核性溃疡、结核性肉芽肿。少数口周皮肤的结核性寻常狼疮可向口腔黏膜发展。

(一)病因

病原菌为结核分枝杆菌,是一种革兰氏阴性杆菌。往往在身体免疫功能低下、抵抗力降低时被感染而发病。口腔病损多因痰中或消化道的结核分枝杆菌而引起。

(二)临床表现

1.结核初疮

临床上少见。可发于牙龈、拔牙窝、咽、舌、移行皱襞、颊、唇等处。多见于缺乏免疫及体质较差的儿童,口腔黏膜可能是结核分枝杆菌首先侵入的部位。一般经2～3周的潜伏期后,在入侵处出现一小结节,并可发生顽固性溃疡,周围有硬结。患者无明显疼痛感。

2.结核性溃疡

结核性溃疡多为继发性感染。溃疡可发生于口腔黏膜任何部位,为慢性持久性溃疡。病变逐渐由浅而深发展,成为口腔黏膜的深溃疡。一般面积均较大,直径可达1 cm以上。特征是溃疡底和壁有许多粟粒状小结节,溃疡边缘不齐并微隆起呈倒凹状,表面多有污秽的假膜覆盖。溃疡基底及四周无明显硬结。早期即可感到疼痛。溃疡外形不规则,有时成线状深溃疡,病程较长,常在数月以上。

3.结核性寻常狼疮

寻常狼疮是皮肤的原发性结核,可由口周皮肤向口腔黏膜发展,表现为黏膜上有发红的小结节,且结节不断扩大,融合,破溃后形成狼疮的原始溃疡。如感染未得到及时控制,则溃疡面逐渐扩大成为结核性溃疡。病程十分缓慢,一般疼痛不很明显。

因口腔黏膜结核多为继发感染,所以患者常有口腔以外的结核病灶,主要是肺结核或肠结核等,或有结核接触史。

(三)病理学表现

病变组织中可见结核结节,为一种增殖性病变。结节的中心为干酪样坏死,其外环绕着多层上皮样细胞和朗汉斯巨细胞(多核巨细胞)。最外层有密集的淋巴细胞浸润,并伴有成纤维细胞增生。老化的结核结节中细胞成分减少而逐渐形成瘢痕。结节中心的干酪样物质不能被吸收而发生钙化。

(四)诊断

(1)根据临床表现及全身的结核病灶进行诊断。

(2)病变组织涂片用抗酸染色法能找到结核分枝杆菌,但有时因取材关系未找到结核分枝杆菌,亦不能轻易否认结核感染,可进一步做结核分枝杆菌培养。

（3）最后可做活检，病理学表现为结核的特殊病变，即形成结核结节。

（五）治疗

（1）全身抗结核治疗，现多采用化疗方案，即几种抗结核药同时应用，可提高疗效，缩短疗程。如同时应用异烟肼和利福平，根据病情严重程度还可同时加用链霉素，或再加用吡嗪酰胺等 4 种药同时应用；亦可选用链霉素、异烟肼及对氨基水杨酸钠等同时应用。用药至少 6 个月以上。

（2）口腔局部除注意控制继发感染及对症治疗外，还可于病损处用抗结核药物。用链霉素 0.5 g，隔天 1 次，于病损局部注射。

第六节　病毒感染性疾病

一、单纯疱疹

单纯疱疹是由单纯疱疹病毒引起的皮肤和黏膜疾病。单纯疱疹病毒的天然宿主是人，侵入人体可引起全身性损害及多种皮肤黏膜疾病。口腔、皮肤、眼、会阴及中枢神经等都是该病毒易于侵犯的部位。儿童成人均可罹患，有自限性，但也可复发。

（一）病因

单纯疱疹病毒属于脱氧核糖核酸（DNA）病毒，含有病毒的遗传信息，具有复杂特征。血液学遗传上分为Ⅰ型和Ⅱ型单纯疱疹病毒。Ⅰ型主要引起口腔、口周皮肤黏膜及面部、腰部以上皮肤和脑部感染；Ⅱ型主要引起腰以下皮肤和生殖器感染。口腔单纯疱疹病毒感染 90% 以上为Ⅰ型，也有少数为Ⅱ型。人感染单纯疱疹病毒后，大多数无临床症状，约 10% 有轻度不适。当疱疹病毒接触宿主易感细胞，病毒微粒通过胞饮作用或病毒包膜与宿主细胞膜融合而进入细胞，在细胞内脱去其衣壳蛋白进入胞核，其核心的核酸在细胞核内合成蛋白质与氨基酸，并利用宿主细胞中的氨基酸和酶，重新复制病毒微粒，完成后通过胞质、细胞膜向周围扩散，引起急性发作，称为原发性单纯疱疹。人接触单纯疱疹病毒后被感染，体内逐渐产生抗体，但由于抗体生成不足，再有上呼吸道感染、消化功能紊乱、过度劳累、外界创伤等刺激因素，全身免疫功能发生改变，引起潜伏细胞内的病毒活跃繁殖,因而引起复发称为复发性单纯疱疹。

原发感染单纯疱疹病毒存在于完整疱疹液内。口腔黏膜感染后病毒沿着感觉神经髓鞘向上蔓延到神经节(如三叉神经节等)细胞并潜伏于此。少数病毒可进入中枢神经系统而引起脑炎、脑膜炎。病毒还可潜伏于泪腺、唾液腺,在适当刺激下及机体抵抗力下降时,潜伏病毒在上皮细胞内复制和扩散,而引起复发。

据研究,单纯疱疹病毒可能与鳞癌发生有关,但如何引起细胞癌变尚不清楚。在外界条件改变下,实验表明单纯疱疹病毒使细胞发生转化,分裂繁殖,可能发生突变。现多认为Ⅰ型单纯疱疹病毒可能与唇癌发生有关。

本病传染途径为唾液飞沫和接触传染。有报道医师接触患者而被感染。患者之间可发生交叉感染。表明对此病应注意预防和消毒隔离,防止传播扩散。

(二)病理学表现

上皮内疱是上皮退行性变引起的,即气球样变和网状变性。气球样变为上皮细胞显著肿大呈圆形,胞质嗜酸性染色均匀,胞核为1个或多个,或无胞核,细胞间桥可消失,细胞彼此分离形成水疱,气球样变的上皮细胞多在水疱底部。网状变性为上皮细胞内水肿,细胞壁膨胀破裂,相互融合成多房水疱,细胞核内有嗜伊红病毒小体(包涵体),上皮下方结缔组织伴有水肿和炎症细胞浸润。

(三)临床表现

1.疱疹性口炎

多见于6个月至5岁儿童,以2～3岁最易发生。6个月前由于新生儿体内有来自母体的抗单纯疱疹病毒抗体,因此很少发病。单纯疱疹病毒进入人体后,潜伏期10天左右,患儿会有躁动不安、发热寒战、头痛、咽痛、啼哭、拒食等症状。2～3天,口腔出现病损,可发生于任何部位,如唇、颊、舌及角化良好的硬腭、牙龈和舌背。开始时口腔黏膜发红、充血水肿,并出现针头大小、壁薄透明的小水疱,散在或成簇发生于红斑基础上,呈圆形或椭圆形,周围绕以窄的红晕。疱易破裂,留有表浅溃疡,其可相互重叠融合成较大溃疡,覆盖有黄白色假膜,周围充血发红。发病期间唾液显著增加,口臭不明显,有剧烈自发性疼痛,局部淋巴结肿大压痛。2～3天体温逐渐下降,7～10天痊愈。部分患者在口周皮肤,鼻翼、颌下等处并发疱疹。本病多为初发,亦称原发型疱疹性口炎,成人较少见。

2.复发性疱疹性口炎

原发型疱疹感染愈合后,30%～50%的患者可复发,发生于成年人。发为成簇小溃疡,多在上呼吸道感染、发热、全身不适及抵抗力下降情况下发生。全身症状较轻。病损发生于硬腭、软腭、牙龈及牙槽黏膜等部位。

唇疱疹现为以口唇部位疱疹为主的疱疹性损害,多在唇红部和邻近皮肤发生,也见于颊、鼻翼、颏部。局部发红略高起,以发疱开始,常为多个成簇小疱,单个疱少见。病损经常复发,并多在原发的位置发生。局部感觉灼热疼痛、肿胀发痒,继之红斑发疱,呈粟粒样大,疱液透明稍黄,水疱逐渐高起扩大,相互融合,疱液变混浊,后破裂或干涸结黄痂。合并感染则呈灰褐色,疼痛加重,痂皮脱落后不留瘢痕,但可留一时性色素沉着。肿大淋巴结持续 7～10 天消退。本病有自限性,可自行愈合。

(四)诊断与鉴别诊断

1.诊断

根据临床病史及症状表现,婴幼儿多发,有急性黏膜疱疹口炎特征,全身伴有发热、咽痛、淋巴结肿大压痛,病程有自限性和自行愈合特点,不难做出诊断。发病期可取疱疹液或唾液做病毒接种证实诊断,或取疱疹基底涂片,可见气球样变细胞、多核巨细胞及核内包涵体,但特异性不高。血液抗单纯疱疹病毒抗体效价明显升高,如成人血液中有这种抗体,说明有过原发感染。病毒分离培养对诊断有重要意义,但需在实验室进行。

2.鉴别诊断

本病应与疱疹性咽峡炎、多形性红斑、疱疹样复发性口疮、手足口病及坏死性龈口炎等区别。疱疹性咽峡炎是由柯萨奇病毒 A 引起的急性疱疹性炎症,有类似急性疱疹性口炎的前驱症状,但发作较轻,全身症状多不明显,病损分布限于口腔局部,软腭、腭垂、扁桃体等处,丛集成簇小水疱,疱破成溃疡,无牙龈损害,病程 7 天左右。

(五)预防

因患者唾液、粪便中有病毒存在,所以对患儿应予隔离,避免其与其他儿童接触,对体内潜伏的单纯疱疹病毒尚缺少预防其复发的方法。

(六)治疗

目前,还缺少抗病毒的特效疗法。主要是对症治疗以缩短疗程,减轻痛苦,促进愈合。

1.支持疗法

应充分休息,给予高能量、易消化、富于营养的流食或软食。口服大量、多种维生素。损害重、疼痛显著影响进食者,酌情静脉滴注葡萄糖溶液及维生素。

2.对症治疗

体温升高、炎症明显、疼痛重者,给予解热、镇痛、消炎药物,以控制病情,缓解症状,消除感染,促进恢复。

3.局部治疗

可用1％～2％普鲁卡因溶液含漱或0.5％～1％达克罗宁、1％丁卡因局部涂敷,均可达到减轻疼痛的作用。0.1％依沙吖啶或0.025％～0.05％硫酸锌溶液局部湿敷,有助于消除继发感染,也可用0.5％金霉素液漱口。用1％金霉素甘油局部涂敷,亦可用新霉素或杆菌肽或硼酸软膏外用。唇疱疹可用氦氖激光照射,10 mW,光斑3 mm照5分钟,可止痒镇痛,促进疱疹液体吸收结痂,缩短疗程。局部还可外用0.1％碘苷。

4.干扰素治疗

为了提高患者抗病毒能力,增强其免疫功能,可用干扰素治疗。干扰素能干预病毒微粒复制过程,影响DNA和蛋白质合成及细胞代谢过程,产生非特异性的抗病毒活性,减少发作,并且还有抗病毒增殖和免疫调节功能。

近来发现,阿昔洛韦对单纯疱疹病毒有较强的抑制作用和高度选择性,能进入被病毒的感染细胞,或有三磷酸盐形成,还能抑制DNA聚合酶,多被用于治疗单纯疱疹病毒感染。一般原发性患者可用阿昔洛韦200 mg口服,每天5次,服5～7天;复发患者可服3～5天。儿童、孕妇和哺乳期妇女慎用。

对病情严重的患者可选用左旋咪唑、阿糖胞苷、吗啉胍、利巴韦林或干扰素诱导物——聚肌胞等。另外,也有应用丙种球蛋白、转移因子,以调节或增强免疫功能。

二、带状疱疹

带状疱疹是病毒感染性疾病。特点是剧烈疼痛,沿神经走向发生水疱、溃疡,呈单侧性分布。疱疹单独或成簇地排列并呈带状,故而得名。本病痊愈后很少复发,很少发生于婴幼儿及青少年,中年以上较为多见,性别无明显差别。

带状疱疹病毒可侵犯面、颈、胸、腰部神经,50％以上患者胸神经受侵,15％～20％患者三叉神经受侵,以眼支受侵较多。三叉神经带状疱疹可侵及口腔黏膜。带状疱疹病毒主要侵犯感觉神经,只有少数侵犯运动神经。

(一)病因

本病由带状疱疹病毒引起,病原体为水疱带状疱疹病毒,属DNA病毒,可引起水痘或带状疱疹。一般认为第一次接触带状疱疹病毒可引起全身原发性感染——水痘。病毒可通过唾液飞沫或皮肤接触而进入人体,可经皮肤黏膜进入血管,侵犯神经末梢,以后潜伏于脊髓神经的后结节或脑神经髓外节、三叉神经节,病毒被激活则引起带状疱疹。激活因素如上呼吸道感染、传染病、外伤、药物、恶性肿瘤及免疫缺陷病等。有人认为儿童感染本病毒,即可发生水痘,也可不发生症状成为隐性感染。

(二)临床表现

本病多发于春秋季节,发生前可有发热、倦怠、全身不适、食欲缺乏等前驱症状,患侧皮肤有烧灼感、神经性疼痛,疼痛程度不一;亦可无前驱症状,直接出现疱疹。疱疹与疼痛沿着神经分布发生,开始发病时皮肤可见不规则红斑,继而出现密集成簇的疱疹,呈粟粒大小透明小水疱,疱壁紧张,周围有红晕。几天之内陆续出现水疱,继而疱疹变为混浊,逐渐吸收干涸结痂。小水疱亦有破裂成糜烂面,最后结痂脱落。皮肤可留一时性色素沉着或淡红斑。一般不留瘢痕。如只发生皮疹而不成为水疱者,则为顿挫型带状疱疹。水痘伴有出血则称出血性带状疱疹。体弱抵抗力低下,水痘破溃感染而成坏疽性带状疱疹。如全身伴水疱样皮疹,则称泛发性带状疱疹。

口腔颌面部带状疱疹与三叉神经被病毒侵入有关。损害可见于额、眼、面颊、唇口、颏部,口内如腭、舌、颊、龈等部位,可侵犯1支或2支以上,但多为单侧不超过中线。

胸、腰、腹、背部及四肢也可发生,多局限于一侧,少数可超过中线。可有发热、全身不适等症状。重者可并发肺炎、脑炎等,甚至导致死亡。病毒侵犯眼部,可发生结膜炎、角膜炎。病毒侵犯运动神经、睫状神经节,随部位不同,而有面瘫、外耳道疼痛、耳聋及唾液腺分泌障碍等症状。

本病随着年龄增长,症状加重,病程亦随之延长。有的患者痊愈后神经症状可迁延数月或更长时间。

(三)诊断与鉴别诊断

根据临床病史和症状表现,疱疹成簇沿神经呈带状排列,单侧发生,疼痛剧烈等特点,易于做出诊断。

应与单纯疱疹、手足口病、疱疹性咽峡炎等区别。

带状疱疹症状比单纯疱疹病情重,疱疹疼痛明显,病损为单侧,溃疡比单纯疱疹的溃疡大,病程也比单纯疱疹要长,单纯疱疹一般1周左右,带状疱疹一般在2周以上。带状疱疹很少复发,而单纯疱疹则易复发。

(四)治疗

减少疼痛、缩短疗程、促进愈合为其治疗目的。抗病毒治疗可选用阿昔洛韦,宜早期使用。也可用干扰素每天 $1\times10^6\sim3\times10^6$ U 肌内注射。免疫增强治疗可选用转移因子、胸腺素治疗。皮质激素虽可抑制炎症,减少神经疼痛后遗症发生率,但因可抑制免疫功能,有使带状疱疹扩散的可能,因此应慎用。

针对疼痛可用苯妥英钠,每天 300 mg,或卡马西平每天 600~800 mg,分 3 次服用。每天或隔天肌内注射维生素 B_1 100 mg,维生素 B_{12} 500 μg 隔天肌内注射 1 次。局部激光照射,有止痛和缩短疗程作用。

针对病毒,也可肌内注射板蓝根注射液、口服吗啉胍等。

病损局部可涂 1% 甲紫,炉甘石溶液可帮助水疱吸收、干燥及脱痂。有继发感染者可使用抗生素,并注意休息支持疗法。

三、手足口病

手足口病是由小核酸类病毒中的柯萨基 A16 病毒引起的流行性皮肤黏膜病。为侵犯手、足、口部的疱疹性疾病,主要发于儿童。自 1957 年在新西兰流行以来,各国也先后多有报道,我国报道也在增多。

(一)病因

本病主要是由柯萨基 A16 病毒感染,亦可由柯萨基 A5、A10、B5、B2 等所致。有报道与肠道病毒 E71 有关。本病传染性很强,飞沫经空气由呼吸道直接传播,亦可由消化道间接传播。

(二)临床表现

本病多发于儿童,男女无明显差异,发病多无季节性。春季发病稍多。婴幼儿易患此病。潜伏期 2~5 天。全身症状轻微,可有低热、头痛、咳嗽、流涕及食欲不佳等症状。口腔颊、龈、硬腭、舌部、唇和咽部黏膜出现疼痛性小水疱,周围绕以红晕。水疱可相互融合,很快破裂,形成灰白色糜烂或表浅溃疡。因疼痛影响进食、吮乳,并有流涎。皮损和口腔损害同时或稍后出现,呈散在或密集分布于手、足,包括手背、手掌、足底及指、趾,以外侧、伸侧多见。皮损为红斑、丘疹、水疱,丘疹呈黄白色椭圆形,水疱米粒至豌豆大,孤立而不融合,疱壁厚而紧张,周围有红晕。有时可在足背、肘、膝、臂及下肢出现斑丘疹。本病一般在 2 周内痊愈。有时可伴腹痛、腹泻等症状。

(三)诊断与鉴别诊断

本病发生具有特征部位及病损形态,根据发病季节、流行性及患儿易发等特点,即可确定诊断。必要时可进行病毒分离检查。本病应与口腔疱疹性疾病区别,如疱疹性咽峡炎、疱疹性口炎、多形性红斑及口蹄疫等。

(四)治疗

一般可用抗病毒药物,如可选用板蓝根等中药抗病毒治疗。严重者可酌情用阿昔洛韦、左旋咪唑及聚肌胞等药物。

局部治疗主要是防止继发感染,局部湿敷和外涂抗炎软膏。保持口腔卫生。对患者进行隔离,以免发生传播。

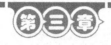

牙体非龋性疾病

第一节　牙本质过敏症

牙本质过敏症是指牙齿上暴露的牙本质部分受到机械、化学或温度刺激时，会产生一种特殊的酸、软及疼痛感觉的症状。

一、病因与机制

（一）牙本质的迅速暴露

因磨损、酸蚀、楔状缺损、牙周刮治及外伤等原因导致牙本质迅速暴露，而修复性牙本质尚未形成。此时，由于牙髓神经末梢穿过前期牙本质层分布在牙本质中，直达釉牙本质界；牙本质内的造牙本质的细胞突亦从牙髓直达釉牙本质界，并可延伸到釉质内部，形成釉梭；当牙本质暴露后，外界刺激经神经传导或牙本质小管内的流体动力传导，可立即引起疼痛症状，故牙齿出现对机械、化学、温度刺激后的特殊敏感症状。牙本质过敏症状可自行缓解。

（二）全身应激性增高

当患者身体处于特殊状况时，如神经官能症患者、妇女的月经期和妊娠后期或抵抗力降低时，神经末梢的敏感性增高，使原来一些不足以引起疼痛的刺激亦可引起牙齿过敏症；当身体情况恢复正常之后，敏感症状随之消失。

二、临床表现

主要表现为激发痛，刺激去除后，疼痛立即消失，其中以机械刺激最为显著。诊断时可用探针尖在牙面上寻找1个或数个敏感点或敏感区，引起患者特殊的酸、软、痛症状。敏感点可发现在1个牙或多个牙上。在殆面牙本质界或牙颈部釉牙骨质界处最多见。

牙本质敏感指数,根据机械探测和冷刺激敏感部位的疼痛程度分为 4 度:0 度,无痛;1 度,轻微痛;2 度,可忍受的痛;3 度,难以忍受的痛。

三、治疗原则

(1)治疗相应的牙体疾病,覆盖暴露的牙本质。

(2)调磨过高的牙尖。

(3)敏感部位的脱敏治疗:①𬌗面个别敏感点用麝香草酚熨热脱敏;②𬌗面多个敏感点或区,用碘化银、氨硝酸银或酚醛树脂脱敏;③牙颈部敏感区用含氟糊剂,如 75%氟化钠甘油糊剂涂擦脱敏;④全口多个牙𬌗面或牙颈部敏感,可用氟离子和钙离子导入法脱敏。也可嘱患者自行咀嚼茶叶、生核桃仁或大蒜,前两者中含大量鞣酸,可使牙本质小管中的蛋白质凝固,从而起脱敏作用。或用含氟牙膏涂擦,均可起到一定脱敏效果。近年来,激光脱敏也已取得一定疗效。

(4)全身应激性增高引起的牙灰质过敏症,除局部处理外,可用耳穴刺激疗法。选用喉、牙、肾、神门、交感、心及皮质下等穴位。

第二节　牙　齿　外　伤

牙齿外伤指牙齿受到各种机械力作用后所发生的急剧损伤,常见于上前牙,由于突然加到牙齿上的各种机械外力性质、大小、作用方向不同,造成了各种不同类型的损伤。直接外力,如工具打在牙上、摔倒时前牙碰地,多造成前牙外伤;间接外力,如外力撞击颏部时,下牙猛烈撞击上牙,通常造成前磨牙和磨牙的外伤;高速度的外力易致牙冠折断,低速度强度大的外力易致牙周组织损伤。牙齿受急剧外伤后,可以引起牙体硬组织、牙周组织、牙髓组织的损伤,临床常见几种损伤同时发生。

牙齿外伤多为急症,处理时应首先注意患者的全身情况,查明有无颅脑损伤和其他部位的骨折等重大问题。牙齿外伤也常伴有牙龈撕裂和牙槽突的折断,均应及时诊断处理。常见的牙齿外伤有牙震荡、牙折、牙脱位和牙脱臼,其中牙折包括牙不全冠折、冠折、根折和冠根折。

下面分别叙述各类牙齿外伤的病理学、临床表现和防治原则。

一、不全冠折

牙面釉质不全折断,牙体组织无缺损。临床常见,但易被忽略,又称为裂纹。

(一)病理

从牙釉质表面开始与釉柱方向平行的折断线可止于釉质内,也可到达釉牙本质界。裂纹常可在釉板的基础上加重。

(二)临床表现

在牙齿的唇(颊)面有与牙长轴平行、垂直或呈放射状的细微裂纹。可无任何症状或有对冷刺激一过性敏感。

(三)治疗原则

(1)无症状者可不处理。

(2)年轻恒牙有症状者可做带环冠,用氧化锌丁香油糊剂粘着6～8周,以待修复性牙本质形成。

(3)少量调𬌗。

二、冠折

(一)临床表现

冠折有两种情况。

1.冠折未露髓

仅限于牙冠部釉质或釉质和牙本质折断,多见于上中切牙近中切角或切缘水平折断,偶见折断面涉及大部分唇面或舌面。牙本质折断者可出现牙本质过敏症,有时可见近髓处透红、敏感。

2.冠折露髓

折断面上有微小或明显露髓孔,探诊和冷热刺激时敏感。如未及时处理,露髓处可出现增生的牙髓组织或发生牙髓炎。

(二)病理学表现

牙本质暴露后,成牙本质细胞突发生变性或坏死,形成透明牙本质、修复性牙本质或死区。牙髓如果暴露,其创面很快便有一层纤维蛋白膜覆盖,下方有多形核白细胞浸润;牙髓内组织细胞增多,以后这些炎症浸润会向深部蔓延。

(三)治疗原则

1.少量釉质折断无症状者

调磨锐利边缘,追踪观察牙髓情况。

2.少量釉质、牙本质折断者

断面用对牙髓刺激小的水门汀覆盖,6～8周若无症状,用复合树脂修复。

3.牙本质折断近髓者

年轻恒牙应间接盖髓,6～8周或待根尖形成后用复合树脂或嵌体修复。成人牙可酌情做间接盖髓或根管治疗。

4.冠折露髓者

成年人可做根管治疗后修复牙冠;年轻恒牙应做直接盖髓或活髓切断术,待根尖形成后再做根管治疗或直接做牙冠修复。

三、根折

(一)病理学表现

根折后,折断线处牙髓组织和牙周膜出血,然后发生凝血,牙髓和牙周膜充血。近牙髓端成牙本质细胞和牙髓细胞增殖,部分进入折断线;近牙周膜端,牙周结缔组织增生,并进入折断线。

(二)临床表现

1.牙松动和叩痛

根折的部位不同,患牙表现的松动度和叩痛不一多发生在成年人。根折发生在根尖1/3处,无或轻度叩痛,有轻度松动或不松动;如果中1/3或近龈1/3根折,则叩痛明显,叩诊浊音,2～3度松动;患牙对殆前伸时,用手指放在唇侧龈可扪及异常的松动度。有时可见患牙轻微变长。

2.牙髓活力测定结果不一

牙齿外伤后,当时牙髓活力测验无反应,不一定说明牙髓坏死,不必立即做牙髓治疗,应定期观察。

3.X线片表现

牙根不同部位有X线透射的折断线,如果颊舌面折断部位不在同一水平面上(斜行根折)或根部不止一处折断时,X线片上可显示不止一条折断线。

(三)诊断

主要依靠X线片表现。根折后近期X线检查折断线显示不清时,应换不同角度投照,或待2周后再拍X线片,可清楚地显示折断线。

(四)治疗原则

(1)测定并记录牙髓活力情况。活力尚存的患牙应定期复查,若日后发生牙髓坏死,再做根管治疗。

(2)根尖 1/3 处根折的患牙,如牙髓状况良好,可调殆后观察。

(3)其余部位的根折,如未与龈沟相通者需复位、固定。一般固定 3 个月。

(4)折断线与口腔相通者,一般应拔除。如残留断根有一定长度,可摘除断端冠,做根管治疗,然后做龈切除术;必要时做翻瓣术,并修整牙槽嵴的位置,以延长临床牙冠,或用正畸方法牵引牙根,再以桩冠修复。

(五)根折的愈合

动物实验观察到的根折后修复过程与骨折愈合过程类似,但断根处血液供应差,修复过程缓慢,易受口腔内多种因素的影响。如牙齿松动度,感染,断端分离的程度和固定条件等。

1.硬组织愈合

患牙无不适,临床检查无叩痛、不松动,牙龈正常、功能良好。牙髓活力正常或略迟钝,根管治疗后X线片上原折断线消失,是牙齿根折的理想愈合。修复的硬组织近髓端有牙本质、骨样牙本质,外周端为牙骨质。

2.结缔组织愈合

临床表现同上,但 X 线片上原折断线仍清晰可见。临床该类愈合并不少见,常在复位、固定不当时出现。

3.骨和结缔组织愈合

临床表现同上,X 线片见断片分离、有骨组织长入、断裂处围绕两断端的是正常的牙周组织。根折发生于牙槽突生长发育完成之前,即成年之前的病例,可出现该类型愈合。

4.折断线感染不能愈合

牙齿松动、有叩痛、牙髓坏死、牙龈有瘘管,可并发急、慢性根尖周炎。X 线片见折断线增宽,周围牙槽骨出现 X 线透射区。发生该种情况,则应该做折断根尖摘除手术或拔除。

四、冠根折

(一)临床表现

折断线累及牙冠和根部,均与口腔相通,牙髓往往暴露。患牙断片动度大,触痛明显。

(二)治疗原则

多数患牙需拔除。少数情况下,折断线距龈缘近或剩余牙根较长则可摘除断冠后,做根管治疗,再行牙冠延长术、正畸牵引或外科拔出方法。暴露残冠后,桩冠修复。

五、牙震荡

牙震荡是牙周膜的轻度损伤,又称为牙挫伤或外伤性根周膜炎。

(一)病理学表现

根尖周围的牙周膜充血、渗出,甚至轻微出血。常伴有牙髓充血和水肿。

(二)临床表现

牙齿轻微酸痛感,垂直向或水平向叩痛(＋)～(＋＋),不松动,无移位。可有对冷刺激一过性敏感症状。X线片表现正常或根尖牙周膜增宽。

(三)治疗原则

少量调𬌗,测定并记录牙髓活力情况。定期观察直至恢复正常。

六、牙脱位

(一)病理

牙脱位时,部分牙周膜撕裂,血管神经断裂,使牙齿的相应部分与牙槽骨脱离,并常有部分牙槽骨骨折。

(二)临床表现

临床有3种脱位情况。

1.嵌入性脱位

患牙牙冠明显短于正常邻牙,牙根嵌入牙槽窝中,有牙槽骨壁的折断。X线片见患牙根尖的牙周膜间隙消失。常见于乳牙或年轻患者的恒牙。

2.突出性脱位

患牙松动3度,较邻牙长出,有时2～3个牙齿同时发生。X线片见根尖部牙周膜间隙明显增宽。

3.侧向脱位

患牙向唇、舌或远中方向移位,常伴有牙槽窝侧壁的折断和牙龈裂伤。X线片有时可见一侧根尖周膜间隙增宽。

(三)治疗原则

(1)测定并记录牙髓活力情况,定期观察,发生牙髓坏死后,行根管治疗。

(2)嵌入性脱位,年轻恒牙不必强行拉出,日后可自行萌出;成年人应用正畸方法牵引出患牙,或在局麻下复位、固定。

(3)其他脱位牙齿应行局麻下复位、固定。治疗越早,预后越好。

七、牙脱臼

(一)病理学表现

牙脱臼时,牙周膜完全断裂,牙齿与牙槽骨完全分离。

(二)临床表现

患牙从牙槽窝中脱出,常见患者手拿牙齿就诊,有些患者则将患牙遗弃。

(三)治疗原则

(1)尽快做再植术,在脱臼后30分钟内再植,成功率可达90%以上;在脱臼后2小时内再植,尚可有效地防止日后牙根吸收的发生;牙齿在口外停留1天以内再植,也有成功的可能。

(2)再植术后1周,做根管治疗,根管内封氢氧化钙制剂3~6个月,在此期间可更换氢氧化钙制剂1~3次,然后行根管充填。

(3)向患者宣教,脱臼的牙齿应立即冲洗后放入原位,或保存在生理盐水、口腔内舌下或牛奶内,并尽快就医。

八、牙齿外伤的并发症

(一)牙髓充血

牙齿外伤无论伤势轻重均会引起程度不等的牙髓充血,其恢复情况与患者的年龄关系密切,应定期观察其恢复情况。

(二)牙髓出血

牙冠呈现粉红色,可于外伤后立即出现,也可经一定时间后才出现。年轻恒牙微量出血有可能恢复正常,成年人的牙则不易恢复,日久会变成深浅不等的黄色。患牙如无其他症状,不一定要做根管治疗。

(三)牙髓暂时失去感觉

牙齿外伤后,牙髓可能失去感觉,对活力测验无反应。经过一段时间(1~13个月)以后,牙髓活力可能缓慢地恢复正常。这种情况多发生于年轻恒牙。因此,牙齿外伤时,牙髓活力测验无反应不一定说明牙髓坏死,不必立即做牙髓治疗,应定期观察,待诊断明确后再处理。

(四)牙髓坏死

脱位、根折、牙齿震荡和处理不当的冠折患牙均可发生牙髓坏死。其中,嵌入性脱位的牙髓坏死发生率高达96%。牙根发育完全的外伤牙牙髓坏死发生率明显增高。发生牙髓坏死后,应立即做根管治疗。

(五)牙髓钙变

多见于年轻恒牙的脱位损伤之后,患牙牙冠颜色可略变暗,牙髓活力迟钝或无反应。X线片表现牙髓腔和根管影像消失。如无症状可不处理。

(六)牙根吸收

脱位和根折的外伤牙后期可出现牙根外吸收和牙内吸收。根管治疗时,在根管内封入氢氧化钙可以预防和停止牙根吸收的发生和进行。牙根外吸收患牙偶伴有骨性愈着。

第三节 牙根外吸收

牙根表面发生的进行性的病理性吸收称为牙根外吸收。

一、病因

(一)牙齿外伤

创伤和牙周组织的炎症是引起外吸收最常见的原因。

(二)牙根周局部的压迫作用

颌骨内囊肿、肿瘤或阻生及埋伏牙等的压迫作用常引起根尖区的外吸收,使牙根变短。

(三)某些口腔科的治疗过程

无髓牙用高浓度过氧化氢漂白治疗,可引起牙颈部外吸收;根管治疗、根尖手术、正畸治疗及自体牙移植或再植后引起的外吸收亦不少见。

(四)全身性疾病

某些造成体内钙代谢紊乱的系统病,如甲状旁腺功能减退或亢进,钙质性痛风、戈谢病、佩吉特病等,也与外吸收发生有关。

（五）少见的原因不明的特发性外吸收

表现为多个牙广泛的、进展迅速的外吸收。

二、病理学表现

牙根表面类牙骨质层消失，牙骨质出现蚕食状小凹陷，逐渐进行到牙本质。凹陷内可见破骨细胞，根据病理特征可分为以下几类。

（一）表面吸收

牙骨质局部而浅表地吸收，损伤因素除去后，可由造牙骨质细胞修复。

（二）炎症性吸收

如炎症持续存在，则吸收过程继续进行。

（三）置换性吸收

骨组织置换了被吸收的牙根，进展缓慢，根吸收与骨性愈着同时存在。

三、临床表现

一般患牙可长期无任何症状，仅于外吸收发生相当量后在 X 线片上显示牙根表面深浅不等的虫蚀状缺损。炎症性吸收时，周围有 X 线透射区。置换性吸收时，牙周膜间隙消失，牙槽骨直接与根面附着。严重的进行性根外吸收，牙根全部吸收导致牙冠脱落。

四、防治原则

（1）正确及时地处理外伤牙齿和变色牙漂白脱色的正确操作，可以防止外吸收的发生。

（2）根管治疗和根管内封置氢氧化钙制剂，可以防止牙根外吸收的发生和发展。

（3）除去压迫因素，如调𬌗、拔除埋伏牙、肿瘤摘除等可以停止外吸收的进行。

（4）牙颈部的外吸收，可在相应牙周或牙髓治疗后，充填修复。

第四节　牙齿外源性着色

牙颜色的改变指由各种外因和内因造成的牙齿颜色的改变，即牙齿外源性着色和牙内源性着色。进入口腔的外来色素或口腔中细菌产生的色素沉积在牙面称为牙齿外源性着色。

一、病因及临床表现

(一)饮食中的色素

长期喝茶、吸烟或嚼槟榔的人,牙齿表面,特别是舌面有褐色或黑褐色着色,刷牙不能除去。牙齿的窝沟和表面粗糙处也易有着色。

(二)口腔卫生不良

外来色素首先沉着于牙面的黏液膜和菌斑中。口腔卫生不良者,菌斑滞留处易有色素沉着,如近龈缘处、邻接面是经常着色的部位。随着菌斑下方牙面的脱矿,色素也可渗入牙体组织内。

(三)药物

长期用氯己定或高锰酸钾溶液漱口或用药物牙膏(如氯己定牙膏),可在牙面形成浅褐或深褐色着色;牙齿局部氨硝酸银浸镀治疗后,相应部位变成黑色。

(四)职业性接触某些矿物质

接触铁、硫等,牙齿可着褐色;接触铜、镍、铬等,牙面易出现绿色沉着物。

(五)其他因素

唾液的黏稠度、pH及口腔内产色素细菌的生长,均与外来色素沉积有关。

二、防治原则

(1)保持口腔卫生,每天早晚两次正确刷牙,注意要刷净各个牙面。

(2)已有色素沉积的牙面用洁治术清除,注意术后的磨光。

第五节　牙齿变色

正常牙齿为有光泽的黄白色,因身体和/或牙齿内发生改变所致的颜色或色泽的变化称为牙齿变色,又称为内源性牙齿着色。

牙齿变色包括局部因素造成的个别牙齿变色和全身因素引起的多数牙或全口牙齿的变色,如四环素牙、氟斑牙等。下面仅讨论个别牙齿变色问题。

一、病因、病理和临床表现

(一)牙髓出血

牙齿外伤或使用砷剂失活牙髓时牙髓血管破裂,或因拔髓时出血过多,血液渗入牙本质小管,血红蛋白分解为有色化合物使牙齿变色。血液渗入牙本质小管的深度和血红蛋白分解的程度直接影响牙齿变色的程度。外伤牙髓出血近期,牙冠呈现粉红色,随血红蛋白分解逐渐变成棕黄色;如果血液仅渗入髓腔壁牙本质浅层,日后牙冠呈现浅灰色;若已渗入牙本质的外层,则牙冠呈浅棕或灰棕色。

(二)牙髓组织分解

这是牙齿变色最常见的原因。坏死牙髓产生硫化氢,与血红蛋白作用形成黑色的硫化铁。黑色素也可来自产色素的病原菌。黑色物质缓慢渗入牙本质小管,使牙齿呈灰黑色或黑色。

(三)有色物质的产生

食物在髓腔内堆积和/或在产色素细菌作用下产生有色物质进入牙本质使牙齿变色。

(四)治疗有关因素

窝洞和根管内用的药物和充填材料也可使牙齿变色。碘化物、金霉素可使牙齿变为浅黄色、浅褐色或灰褐色,银汞合金和铜汞合金可使充填体周围的牙齿变黑色,酚醛树脂使牙齿呈红棕色等。

(五)牙本质脱水

无髓牙失去来自牙髓的营养,牙本质脱水致使牙齿表面失去原有的半透明光泽而呈现晦暗灰色。

二、鉴别诊断

(1)潜行龋患牙冠部可呈墨浸状,看似牙齿变色,但去净龋坏腐质后,牙齿组织色泽正常。

(2)严重牙内吸收患牙的牙冠呈粉红色,并非牙齿变色,而是因髓腔扩大,硬组织被吸收变薄,透出牙髓组织颜色所致。

三、防治原则

(一)牙体牙髓病治疗过程中预防牙齿变色

除净牙髓,尤其是髓角处的牙髓;前牙禁用失活剂失活牙髓;牙髓治疗时,在拔髓后彻底清洗髓腔,并尽快封闭,选用不使牙齿变色的药物和材料等。

(二)已治疗的无髓牙变色

用 30%过氧化氢溶液从髓腔内漂白脱色。

(三)脱色效果不佳者

用复合树脂直接贴面或做桩冠修复。

牙周疾病

第一节 牙 周 炎

一、慢性牙周炎

慢性牙周炎原名成人牙周炎或慢性成人牙周炎。更改名称是因为此类牙周炎虽最常见于成年人,但也可发生于儿童和青少年,而且由于本病的进程缓慢,通常难以确定真正的发病年龄。慢性牙周炎一般呈缓慢加重,但有些患者也可出现间歇性的活动期。此时牙周组织的破坏加速,随后又可转入静止期。大部分慢性牙周炎患者根本不出现暴发性的活动期。

本病为最常见的一类牙周炎,约占牙周炎患者的 95%,由长期存在的慢性牙龈炎向深部牙周组织扩展而引起。牙龈炎和牙周炎之间虽有明确的病理学区别,但在临床上,两者却可逐渐、隐匿地过渡。因此早期发现和诊断牙周炎十分重要,因为牙周炎的后果远比牙龈炎严重。

(一)临床表现

本病一般侵犯全口多数牙齿,也有少数患者仅发生于一组牙(如前牙)或少数牙。发病有一定的牙位特异性,磨牙和下前牙区及邻接面由于菌斑牙石易堆积,故较易患病。牙周袋的炎症、附着丧失和牙槽骨吸收在牙周炎的早期即已出现,但因程度较轻,一般无明显不适。临床主要的症状为刷牙或进食时出血,或口内有异味,但通常不引起患者的重视。及至形成深牙周袋后,出现牙松动、咀嚼无力或疼痛,甚至发生急性牙周脓肿等,才去就诊,此时多已为晚期。

牙周袋处的牙龈呈现不同程度的慢性炎症,颜色暗红或鲜红、质地松软、点彩消失、边缘圆钝且不与牙面贴附。有些患者由于长期的慢性炎症,牙龈有部分纤维性增生、变厚,表面炎症不明显,但牙周探诊后,袋内壁有出血,也可有脓。

牙周袋探诊深度超过 3 mm,且有附着丧失。如有牙龈退缩,则探诊深度可能在正常范围,但可见釉牙骨质界已暴露。因此,附着丧失能更准确地反映牙周支持组织的破坏情况。

慢性牙周炎根据附着丧失和骨吸收的范围及其严重程度可进一步分型,根据患病的牙数将其分为局限型和广泛型。全口牙中有附着丧失和骨吸收的位点数≤30%总位点数者为局限型;若＞30%的位点受累,则为广泛型。也可根据牙周袋深度、结缔组织附着丧失和骨吸收的程度来分为轻度、中度和重度。上述指标中以附着丧失为重点,它与炎症的程度大多一致,但也可不一致。一般随病程的延长和年龄的增长而使病情累积、加重。流行病学调查资料表明,牙周病的患病率虽高,但重症牙周炎只发生于 10%～15% 的人群。

轻度:牙龈有炎症和探诊出血,牙周袋深度≤4 mm,附着丧失 1～2 mm,X 线片显示牙槽骨吸收不超过根长的 1/3。可有轻度口臭。

中度:牙龈有炎症和探诊出血,也可有脓。牙周袋深度≤6 mm,附着丧失 3～4 mm,X 线片显示牙槽骨水平型或角型吸收超过根长的 1/3,但不超过根长的 1/2。牙齿可能有轻度松动,多根牙的根分叉区可能有轻度病变。

重度:炎症较明显或发生牙周脓肿。牙周袋＞6 mm,附着丧失≥5 mm,X 线片示牙槽骨吸收超过根长的 1/2,多根牙有根分叉病变,牙多有松动。

慢性牙周炎患者除有上述特征外,晚期常可出现其他伴发症状。①牙松动、移位和龈乳头退缩,可造成食物嵌塞。②牙周支持组织减少,造成继发性合创伤。③牙龈退缩使牙根暴露,牙齿对温度敏感,并容易发生根面龋,在前牙还会影响美观。④深牙周袋内脓液引流不畅时,或身体抵抗力降低时,可发生急性牙周脓肿。⑤深牙周袋接近根尖时,可引起逆行性牙髓炎。⑥牙周袋溢脓和牙间隙内食物嵌塞,可引起口臭。

(二)诊断特征

(1)患者多为成年人,也可见于儿童或青少年发病。

(2)有明显的菌斑、牙石及局部刺激因素,且与牙周组织的炎症和破坏程度比较一致。

(3)根据累及的牙位数,可进一步分为局限性(＜30%位点)和广泛型(＞30%);根据牙周附着丧失的程度,可分为轻度、中度、和重度。

(4)患病率和病情随年龄增大而上升和加重,病情一般缓慢进展加重,也可间有快速进展的活动期。

(5)全身一般健康,也可有某些危险因素,如吸烟、精神压力、骨质疏松等。

中度以上的慢性牙周炎诊断并不困难,但早期牙周炎与牙龈炎的区别不甚明显,须通过仔细检查而及时诊断,以免贻误正确的治疗(表 4-1)。

表 4-1　牙龈炎和早期牙周炎的区别

	牙龈炎	早期牙周炎
牙龈炎症	有	有
牙周袋	假性牙周袋	真性牙周袋
附着丧失	无	有,能探到釉牙骨质界
牙槽骨吸收	无	嵴顶吸收,或硬骨板消失
治疗结果	病变可逆,牙龈组织恢复正常	炎症消退,病变静止,但已破坏的支持组织难以完全恢复正常

在确诊为慢性牙周炎后,还应通过仔细的病史询问和必要的检查,发现患者有无牙周炎的易感因素,如全身疾病、吸烟等,并根据病情确定其严重程度、目前牙周炎是否为活动期等,并据此制订针对性的治疗计划和判断预后。

(三)治疗原则

慢性牙周炎早期治疗的效果较好,能使病变停止进展,牙槽骨可有少量修复。只要患者能认真清除菌斑并定期复查,则能长期保持。治疗应以消除菌斑、牙石等局部刺激因素为主,辅以手术等方法。由于口腔内各个牙的患病程度和病因刺激物的多少不一致,必须针对每个患牙的具体情况,制订全面的治疗计划。

1.局部治疗

(1)控制菌斑:菌斑是牙周炎的主要病原刺激物,而且清除之后还会不断在牙面堆积。因此必须向患者进行细致地讲解和指导,使其充分理解坚持不懈地清除菌斑的重要性。此种指导应贯穿于治疗的全过程,每次就诊时均应检查患者菌斑控制的程度,并做记录。有菌斑的牙面占全部牙面的 20% 以下才算合格。在龈上牙石被刮除以后,如菌斑控制方法未被患者掌握,牙石重新沉积的速度是很快的。

(2)彻底清除牙石,平整根面:龈上牙石的清除称为洁治术,龈下牙石的清除称为龈下刮治或深部刮治。龈下刮治除了刮除龈下牙石外,还须将暴露在牙周袋内的含有大量内毒素的病变牙骨质刮除,使根面平整而光滑。根面平整使微生物数量大大减少,并搅乱了生物膜的结构,改变了龈下的环境,使细菌不易重新附着。牙龈结缔组织有可能附着于根面,形成新附着。

经过彻底的洁治和根面平整后,临床上可见牙龈的炎症和肿胀消退,出血和溢脓停止,牙周袋变浅、变紧。牙周袋变浅是由于牙龈退缩及袋壁胶原纤维的新生,牙龈变得致密,探针不再能穿透结合上皮进入结缔组织内,也可能有新的结缔组织附着于根面。洁治和刮治术是牙周炎的基础治疗,任何其他治疗手段只应作为基础治疗的补充手段。

(3)牙周袋及根面的药物处理:大多数患者在根面平整后,组织能顺利愈合,不需药物处理。对一些炎症严重、肉芽增生的深牙周袋,在刮治后可用药物处理袋壁。必要时可用复方碘液,它有较强的消炎、收敛作用,注意避免烧灼邻近的黏膜。

近年来,在牙周袋内局部放置缓释型的抗菌药物的治疗方法取得了较好的临床效果,药物能较长时间停留于牙周袋内,起到较好的疗效。可选用的药物有甲硝唑、四环素及其同族药物,如米诺环素、氯己定等。有人报道,用含有上述药物的凝胶或溶液冲洗牙周袋,袋内的微生物也消失或明显减少。但药物治疗只能作为机械方法清除牙石后的辅助治疗,不能取代除石治疗。

(4)牙周手术:上述治疗后,若仍有较深的牙周袋,或根面牙石不易彻底清除,炎症不能控制,则可进行牙周手术。其优点是可以在直视下彻底刮除根面的牙石及不健康的肉芽组织,必要时还可修整牙槽骨的外形或截除患根、矫正软组织的外形等。手术后牙周袋变浅、炎症消退、骨质吸收停止,甚至可有少量骨修复。理想的手术效果是形成新附着,使牙周膜的结缔组织细胞重新在根面沉积牙骨质,并形成新的牙周膜纤维束和牙槽骨。这就是牙周组织的再生性手术,是目前临床和理论研究的热点,临床已取得一定的成果,但效果有待提高。

(5)松动牙固定术:用各种材料和方法制成牙周夹板,将一组患牙与其相邻的稳固牙齿连结在一起,使牙力分散于一组牙上,减少了患牙承受的超重力或侧向扭转力的损害。这种固定术有利于牙周组织的修复。一般在松牙固定后,牙齿稳固、咀嚼功能改善。有些病例在治疗数月后,X线片可见牙槽骨硬骨板致密等效果。本法的缺点是对局部的菌斑控制措施有一定的妨碍。因此,一定要从有利于菌斑控制方面改善设计,才能使本法持久应用。如果患者有缺失牙齿需要修复,而基牙或邻近的患牙因松动而需要固定,也可在可摘式义齿上设计一定的固定装置,或用制作良好的固定桥来固定松动牙。并非所有松动牙都需要固定,主要是患牙动度持续加重、影响咀嚼功能者才需要固定。

(6)调牙合:如果X线片显示牙槽骨角形缺损或牙周膜增宽,就要对该牙做有无牙合干扰的检查。如有扣诊震颤,再用蜡片法或咬合纸法查明早接触点的部位及大小,然后进行选磨。如果不能查到牙合干扰,说明该牙目前并不存在创伤,可能是曾经有过创伤,但由于早接触点已被磨损,或由于牙周组织的自身调节,创伤已经缓解,这种情况不必做调𬌗处理。

(7)拔除不能保留的患牙:严重而无法挽救的患牙必须及早拔除,以免影响治疗和增加再感染的机会。拔牙创口的愈合可使原来的牙周病变区破坏停止而出现修复性改变,这一转机对邻牙的治疗有着良好的影响。

(8)坚持维护期治疗:牙周炎经过正规治疗后,一般能取得较好的效果,但长期疗效的保持取决于是否能定期复查和进行必要的后续治疗,患者的自我菌斑控制也是至关重要的。根据患者的病情及菌斑控制的好坏来确定复查的间隔时间,每次复查均应对患者进行必要的口腔卫生指导和预防性洁治。若有病情未被控制的牙位,则应进行相应的治疗。总之,牙周炎的治疗绝非一劳永逸的,维护期治疗是保持长期疗效的关键。

2.全身治疗

慢性牙周炎除非出现急性症状,一般不需采用抗生素类药物治疗。对病情严重者可口服甲硝唑 0.2 g,每天3~4 次,共服 1 周,或服螺旋霉素 0.2 g,每天4 次,共服 5~7 天。有些患者有慢性系统性疾病,如糖尿病、心血管疾病等,应与内科医师配合,积极治疗和控制全身疾病。成功的牙周炎治疗对糖尿病的控制也有积极意义。

大多数慢性牙周炎患者经过恰当的治疗后,病情可得到控制,但也有少数患者疗效很差。有报告显示,对 600 名牙周炎患者追踪观察平均 22 年后,83%患者疗效良好、13%病情加重、4%则明显恶化(人均失牙 10~23 个)。过去把后两类患者称为难治性牙周炎或顽固性牙周炎。这些患者可能有特殊的致病菌,或牙体和牙周病变的形态妨碍了彻底地清除病原刺激物。有人报告此类患者常为重度吸烟者。

二、侵袭性牙周炎

侵袭性牙周炎是一组在临床表现和实验室检查(包括化验和微生物学检查)均与慢性牙周炎有明显区别的、相对少见的牙周炎。它包含了 1989 年旧分类中的 3 个类型,即青少年牙周炎、快速进展性牙周炎和青春前期牙周炎,一度曾将这 3 个类型合称为早发性牙周炎。实际上这类牙周炎虽多发于青少年,但也可见于成年人。本病一般来说发展较迅猛,但也可有间断性的静止期,而且临床上对进展速度也不易判断。因此在 1999 年的国际研讨会上建议更名为侵袭性牙周炎。

(一)侵袭性牙周炎的危险因素

侵袭性牙周炎的病因尚未完全明了,大量的病因证据主要源于过去对青少年牙周炎的研究结果。现认为某些特定微生物的感染及机体防御能力的缺陷是引起侵袭性牙周炎的主要因素。

1.微生物

大量的研究表明伴放线菌嗜血菌是侵袭性牙周炎的主要致病菌,其主要依据如下。

(1)从局限性青少年牙周炎患牙的龈下菌斑中可分离出伴放线菌嗜血菌,阳性率高达90%~100%,而同一患者口中的健康牙或健康人则检出率明显得低(<20%),慢性牙周炎患者伴放线菌嗜血菌的检出率也低于局限性青少年牙周炎。但也有些学者(尤其是中国和日本)报告在患者口中未能检出伴放线菌嗜血菌,或是所检出的伴放线菌嗜血菌为低毒性株,而主要分离出牙龈卟啉单胞菌、腐蚀艾肯菌、中间普氏菌、具核梭杆菌等。这可能是重症患者的深牙周袋改变了微生态环境,使一些严格厌氧菌成为优势菌,而伴放线菌嗜血菌不再占主导;也可能确实存在着种族和地区的差异。广泛型侵袭性牙周炎的龈下菌群主要为牙龈卟啉单胞菌、福赛拟杆菌、腐蚀艾肯菌等。也有学者报告,在牙周健康者和儿童口腔中也可检出伴放线菌嗜血菌,但占总菌的比例较低。

(2)伴放线菌嗜血菌可产生多种对牙周组织有毒性和破坏作用的毒性产物,例如白细胞毒素,能损伤乃至杀死中性粒细胞和单核细胞,并引起动物的实验性牙周炎。伴放线菌嗜血菌表面的膜泡脱落可使毒素播散,还会产生上皮毒素、骨吸收毒素、细胞坏死膨胀毒素和致凋亡毒素等。

(3)引发宿主的免疫反应:局限性侵袭性牙周炎患者的血清中有明显升高的抗伴放线菌嗜血菌抗体,牙龈局部和龈沟液内也存在大量的特异抗体甚至高于血清水平,说明这种免疫反应发生于牙龈局部。伴放线菌嗜血菌产生的内毒素可激活上皮细胞、中性粒细胞、成纤维细胞和单核细胞产生大量的细胞因子,引发炎症反应。

(4)牙周治疗可使伴放线菌嗜血菌量明显减少或消失,当病变复发时,该菌又复出现。有人报告,由于伴放线菌嗜血菌能入侵牙周组织,单纯的机械治疗不能消除伴放线菌嗜血菌,临床疗效欠佳,口服四环素后,伴放线菌嗜血菌消失,临床疗效转佳。

近年来有些学者报告,从牙周袋内分离出病毒、真菌甚至原生动物,可能与牙周病有关。

2.全身背景

(1)白细胞功能缺陷:已有大量研究证明本病患者有外周血的中性粒细胞和/或单核细胞的趋化功能降低。有的学者报告,其吞噬功能也有障碍,这种缺陷带有家族性,患者的同胞中有的也可患侵袭性牙周炎,或虽未患牙周炎,却也有白细胞功能缺陷。但侵袭性牙周炎患者的白细胞功能缺陷并不导致全身其他部位的感染性疾病。

(2)产生特异抗体:研究还表明与伴放线菌嗜血菌的糖类抗原发生反应的抗体主要是 IgG_2 亚类,在局限性侵袭性牙周炎患者中水平升高,而广泛性侵袭性牙周炎则缺乏此亚类。提示 IgG_2 抗体可起保护作用,阻止病变的扩散。

(3)遗传背景:本病常有家族聚集现象,也有种族易感性的差异,故本病也可能有遗传背景。

(4)牙骨质发育异常:有少量报道,发现局限性青少年牙周炎患者的牙根尖而细,牙骨质发育不良,甚至无牙骨质,不仅已暴露于牙周袋内的牙根如此,在其尚未发生病变处的牙骨质也有发育不良。说明这种缺陷不是疾病的结果,而是发育中的问题。国内有报告侵袭性牙周炎患者发生单根牙牙根形态异常的概率高于牙周健康者和慢性牙周炎患者;有牙根形态异常的牙,其牙槽骨吸收重于形态正常者。

3.环境和行为因素

吸烟的量和时间是影响年轻人牙周破坏范围的重要因素之一。吸烟的广泛型侵袭性牙周炎患者比不吸烟的广泛型侵袭性牙周炎患者患牙数多、附着丧失量也多。吸烟对局限型患者的影响似较小。口腔卫生的好坏也对疾病有影响。

总之,现代的观点认为牙周炎不是由单一种细菌引起的,而是多种微生物共同和相互作用导致的。高毒性的致病菌是必需的致病因子,而高易感性宿主的防御功能低下和/或过度的炎症反应所导致牙周组织的破坏是发病的重要因素,吸烟、遗传基因等调节因素也可能起一定的促进作用。

(二)组织病理学改变

侵袭性牙周炎的组织学变化与慢性牙周炎无明显区别,均以慢性炎症为主。免疫组织化学研究发现,本病的牙龈结缔组织内也以浆细胞浸润为主,但其中产生 IgA 的细胞少于慢性牙周炎者,游走到牙周袋上皮内的中性粒细胞数目也较少,这两种现象可能是细菌易于入侵的原因之一。电镜观察到在牙周袋壁上皮、牙龈结缔组织甚至牙槽骨的表面可有细菌入侵,主要为革兰氏阴性菌及螺旋体。近年还有学者报告,中性粒细胞和单核细胞对细菌的过度反应,密集的白细胞浸

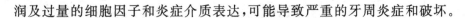

润及过量的细胞因子和炎症介质表达,可能导致严重的牙周炎症和破坏。

(三)临床表现

根据患牙的分布可将侵袭性牙周炎分为局限型和广泛型。局限型大致相当于过去的局限型青少年牙周炎,广泛型相当于过去的弥漫型青少年牙周炎和快速进展性牙周炎。局限型侵袭性牙周炎和广泛型侵袭性牙周炎的临床特征有相同之处,也各有其不同处。在我国,典型的局限型侵袭性牙周炎较为少见,这一方面可能是由于患者就诊较晚,病变已蔓延至全口多个牙,另一方面可能与种族背景有关。

1.快速进展的牙周组织破坏

快速的牙周附着丧失和骨吸收是侵袭性牙周炎的主要特点。严格来说,"快速"的确定应依据在两个时间点所获得的临床记录或 X 线片来判断,然而此种资料不易获得。临床上常根据"严重的牙周破坏发生在较年轻的患者"来做出快速进展的判断。有人估计,本型患者的牙周破坏速度比慢性牙周炎快 3~4 倍,患者常在 20 岁左右即已须拔牙或牙自行脱落。

2.年龄与性别

本病患者一般年龄较小,发病可始于青春期前后,因早期无明显症状,患者就诊时常已 20 岁左右。有学者报告,广泛型患者的平均年龄大于局限型患者,一般也在 30 岁以下,但也可发生于 35 岁以上的成年人。女性多于男性,但也有人报告年幼者以女性为多,稍长后性别无差异。

3.口腔卫生情况

本病的一个突出表现是局限型患者的菌斑、牙石量很少,牙龈表面的炎症轻微,但却已有深牙周袋,牙周组织破坏程度与局部刺激物的量不成比例。牙龈表面虽然无明显炎症,实际上在深袋部位是有龈下菌斑的,而且袋壁也有炎症和探诊后出血。广泛型的菌斑、牙石量因人而异,多数患者有大量的菌斑和牙石,也可很少。牙龈有明显的炎症,呈鲜红色,并可伴有龈缘区肉芽性增殖,易出血,可有溢脓,晚期还可以发生牙周脓肿。

4.好发牙位

1999 年新分类法规定,局限型侵袭性牙周炎的特征是"局限于第一恒磨牙或切牙的邻面有附着丧失,至少波及两个恒牙,其中一个为第一磨牙。其他患牙(非第一磨牙和切牙)不超过两个"。换言之,典型的患牙局限于第一恒磨牙和上下切牙,多为左右对称。X 线片可见第一磨牙的近远中均有垂直型骨吸收,形成典型的"弧形吸收"(图 4-1),在切牙区多为水平型骨吸收。但早期的患者不一定波及所有的切牙和第一磨牙。广泛型的特征为"广泛的邻面附着丧失,侵犯第一磨牙和切牙以外的牙数在三颗以上"。也就是说,侵犯全口大多数牙。

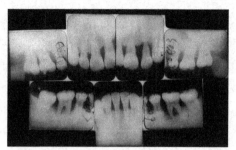

图 4-1　局限型侵袭性牙周炎的 X 线表现

5.家族聚集性

家族中常有多人患本病,患者的同胞有 50％患病机会。其遗传背景可能与白细胞功能缺陷有关,也有人认为是 X 连锁性遗传或常染色体显性遗传等。但也有一些学者认为是牙周致病菌在家族中的传播所致。临床上并非每位侵袭性牙周炎患者均有家族史。

6.全身情况

侵袭性牙周炎患者一般全身健康,无明显的系统性疾病,但部分患者具有中性粒细胞及(或)单核细胞的功能缺陷。多数患者对常规治疗,如刮治和全身药物治疗,有明显的疗效,但也有少数患者经任何治疗都效果不佳,病情迅速加重直至牙齿丧失。

广泛型和局限型究竟是两个独立的类型,抑或广泛型侵袭性牙周炎是局限型发展和加重的结果,尚不肯定。但有不少研究结果支持两者为同一疾病不同阶段的观点。①年幼者以局限型较多,而年长者患牙数目增多,以广泛型为多。②局限型患者血清中的抗伴放线菌嗜血菌特异抗体水平明显地高于广泛型患者,起保护作用的 IgG_2 亚类水平也高于广泛型。③有些广泛型侵袭性牙周炎患者的第一磨牙和切牙病情较重,且有典型的"弧形吸收"影像,提示这些患者可能由局限型病变发展而来。

(四)诊断特点

本病应抓住早期诊断这一环,因患者初起时无明显症状,待就诊时多已为晚期。如果一名青春期前后的年轻患者,菌斑、牙石等刺激物不多,炎症不明显,但发现有少数牙松动、移位或邻面深袋,局部刺激因子与病变程度不一致等,则应引起重视。重点检查切牙及第一磨牙邻面,并拍摄 X 线片,殆翼片有助于发现早期病变。有条件时,可做微生物学检查,发现伴放线菌嗜血菌或大量的牙龈卟啉单胞菌,或检查中性多形核白细胞有无趋化和吞噬功能的异常,若为阳性,对诊断本病十分有利。早期诊断及治疗对保留患牙和控制病情极为重要。对于侵袭性牙周炎患者的同胞进行牙周检查,有助于早期发现其他病例。

临床上常以年龄(35岁以下)和全口大多数牙的重度牙周破坏作为诊断广泛型侵袭性牙周炎的标准,也就是说牙周破坏程度与年龄不相称。但必须明确的是,并非所有年轻患者的重度牙周炎均可诊断为侵袭性牙周炎,应先排除一些明显的局部和全身因素。①是否有严重的错𬌗导致咬合创伤,加速了牙周炎的病程。②是否曾接受过不正规的正畸治疗,或在正畸治疗前未认真治疗已存在的牙周病。③有无食物嵌塞、邻面龋、牙髓及根尖周病、不良修复体等局部促进因素,加重了菌斑堆积,造成牙龈的炎症和快速的附着丧失。④有无伴随的全身疾病,如未经控制的糖尿病、白细胞黏附缺陷、人类免疫缺陷病毒(human immunode ficiency virus,HIV)感染等。上述①～③的存在可以加速慢性牙周炎的牙槽骨吸收和附着丧失,如有④则应列入伴有全身疾病的牙周炎中,其治疗也不仅限于口腔科。如有条件检测患者外周血的中性粒细胞和单核细胞的趋化及吞噬功能、血清 IgG_2 水平,或微生物学检测,则有助于诊断。有时阳性家族史也有助于诊断本病。

最近有学者提出,在年轻人和青少年中,有个别牙齿出现附着丧失,但其他方面不符合早发性牙周炎者,可称之为偶发性附着丧失。如个别牙因咬合创伤或错𬌗所致的牙龈退缩,拔除智齿后第二磨牙远中的附着丧失等。这些个体可能为侵袭性牙周炎或慢性牙周炎的易感者,应加以复查和密切监测,以利于早期诊断。

(五)治疗原则

1.早期治疗,防止复发

本病常导致患者早年失牙,因此特别强调早期、彻底的治疗,主要是彻底消除感染。治疗原则基本同慢性牙周炎,洁治、刮治和根面平整等基础治疗是必不可少的,对多数患者有较好的疗效。治疗后病变转入静止期。但因为伴放线菌嗜血菌及其他细菌可入侵牙周组织,单靠机械刮治不易彻底消除入侵的细菌,有的患者还需用翻瓣手术清除组织内的微生物。本病治疗后较易复发(国外报道复发率约为1/4),因此应加强定期的复查和必要的后续治疗。根据每位患者菌斑和炎症的控制情况,确定复查的间隔期。开始时为每1～2个月1次,半年后若病情稳定,可逐渐延长周期。

2.抗菌药物的应用

有报道,本病单纯用刮治术不能消除入侵牙龈中的伴放线菌嗜血菌,残存的微生物容易重新在牙根面定植,使疾病复发。因此主张服用抗生素作为辅助治疗。国外主张使用四环素 0.25 g 每天 4 次,共服 2～3 周。也可用小剂量多西环素,50 mg,每天 2 次。这两种药除有抑菌作用外,还有抑制胶原酶活性的作用,可减少牙周组织的破坏。近年来还主张在龈下刮治后口服甲硝唑和阿莫西林,两者合用效果优于单一用药。在根面平整后的深牙周袋内放置缓释的抗菌制剂,如甲硝唑、米诺环素、氯己定等,也有良好疗效。文献报道,可减少龈下菌斑的重新定植,减少病变的复发。

3.调整机体防御功能

宿主对细菌感染的防御反应在侵袭性牙周炎的发病和发展方面起重要的作用。近年来人们试图通过调节宿主的免疫和炎症反应过程来减轻或治疗牙周炎。例如,多西环素可抑制胶原酶的活性,非甾体抗炎药可抑制花生四烯酸产生前列腺素,阻断和抑制骨吸收,这些均有良好的前景。中医学强调全身调理,国内有些学者报告用六味地黄丸为基础的固齿丸(膏),在牙周基础治疗后服用数月,可提高疗效和明显降低复发率。服药后,患者的白细胞趋化和吞噬功能,以及免疫功能均有所改善。吸烟是牙周炎的危险因素,应劝患者戒烟。还应努力发现和调整其他全身因素及宿主防御反应方面的缺陷。

4.综合治疗

对病情不太重而有牙移位的患者,可在炎症控制后,用正畸方法将移位的牙复位排齐,但正畸过程中务必加强菌斑控制和牙周病情的监控,加力也宜轻缓。牙体或牙列的修复也要注意应有利于菌斑控制。

总之,牙周炎是一组临床表现为慢性炎症和支持组织破坏的疾病,它们都是感染性疾病,有些人长期带菌却不发病,而另一些人却发生牙龈炎或牙周炎。牙周感染与身体其他部位的慢性感染有相同之处,但又有其独特之处,主要由牙体、牙周组织的特点所决定。龈牙结合部直接暴露在充满各种微生物的口腔环境中,细菌生物膜长期不断地定植于表面坚硬且不脱落的牙面上,又有丰富的来自唾液和龈沟液的营养。牙根及牙周膜、牙槽骨则是包埋在结缔组织内,与全身各系统及组织有密切的联系,宿主的防御系统能达到牙周组织的大部分,但又受到一定的限制。这些都决定着牙周炎的慢性、不易彻底控制、容易复发、与全身情况有双向影响等特点。

牙周炎是多因素疾病,决定着发病与否和病情程度的因素有微生物的种类、毒性和数量;宿主对微生物的应战能力;环境因素(如吸烟、精神压力等);某些全身疾病和状况的影响(如内分泌、遗传因素)等。有证据表明牙周炎也是一个多基因疾病,不是由单个基因所决定的。

牙周炎在临床上表现为多类型。治疗主要是除去菌斑及其他促进因子,但对不同类型、不同阶段的牙周炎及其并发病变,需要使用多种手段(非手术、手术、药物、正畸、修复等)的综合治疗。

牙周炎的治疗并非是一劳永逸的,而是需要终身维护和必要的重复治疗。最可庆幸和重要的一点是,牙周炎和牙龈炎都是可以预防的疾病,通过公众自我保护意识的加强、防治条件的改善及口腔医务工作者不懈的努力,牙周病是可以被消灭和控制的。

三、反映全身疾病的牙周炎

属于本范畴的牙周炎主要有两大类,即血液疾病(白细胞数量和功能的异常、白血病等)和某些遗传性疾病导致的牙周炎。以下介绍一些较常见而重要的全身疾病在牙周组织的表现。

(一)掌跖角化-牙周破坏综合征

本病特点是手掌和足跖部的皮肤过度角化,牙周组织严重破坏。有的病例还伴有硬脑膜的钙化。患者全身一般健康,智力正常。本病罕见,患病率为$1/10^6 \sim 4/10^6$。

1.临床表现

皮损及牙周病变常在 4 岁前共同出现,有人报告,最早可在出生后 11 个月。皮损包括手掌、足底、膝部及肘部皮肤的过度角化、鳞屑、皲裂,有多汗和臭汗。约有 1/4 患者易有身体他处感染。牙周病损在乳牙萌出不久即可发生,深牙周袋炎症严重,溢脓、口臭,骨质迅速吸收,在 5~6 岁时乳牙即相继脱落,创口愈合正常。待恒牙萌出后又会发生牙周破坏,恒牙常在 10 多岁时自行脱落或拔除。有的患者第三磨牙也会在萌出后数年内脱落,有的则报告第三磨牙不受侵犯。

2.病因

(1)本症的菌斑成分与成人牙周炎的菌斑较类似,而不像侵袭性牙周炎。在牙周袋近根尖区域有大量的螺旋体,在牙骨质上也黏附有螺旋体。有人报告,患者血清中有抗伴放线菌嗜血菌的抗体,牙周袋内可分离出该菌。

(2)本病为遗传性疾病,属于常染色体隐性遗传。父母不患该症,但可能为血缘婚姻(约占 23%),双亲必须均携带常染色体基因才会使其子女患本病。患者的同胞中也可有患本病者,男女患病机会均等。有人报告本病患者的中性粒细胞趋化功能异常。

3.病理学表现

本病病理与慢性牙周炎无明显区别。牙周袋壁有明显的慢性炎症,主要为浆细胞浸润,袋壁上皮内几乎见不到中性粒细胞。破骨活动明显,成骨活动很少。患牙根部的牙骨质非常薄,有时仅在根尖区存在较厚的、有细胞的牙骨质。X线片见牙根细而尖,表明牙骨质发育不良。

4.治疗原则

对于本病,常规的牙周治疗效果不佳,患牙的病情常持续加重,直至全口拔牙。近年来有人报告,对幼儿可将全部乳牙拔除,当恒切牙和第一恒磨牙萌出时,再口服10~14天抗生素,可防止恒牙发生牙周破坏。若患儿就诊时已有恒牙萌出或受累,则将严重患牙拔除,重复多疗程口服抗生素,同时进行彻底的局部牙周治疗,每2周复查和洁治1次,保持良好的口腔卫生。在此情况下,有些患儿新萌出的恒牙可免于罹病。这种治疗原则的出发点是基于本病是伴放线菌嗜血菌或某些致病微生物的感染,而且致病菌在牙齿刚萌出后即附着于该牙面。在关键时期(如恒牙萌出前)拔除一切患牙,创造不利于致病菌生存的环境,以防止新病变的发生。这种治疗原则取得了一定效果,但病例尚少,仍须长期观察,并辅以微生物学研究。患者的牙周炎控制或拔牙后,皮损仍不能痊愈,但可略减轻。

(二)Down 综合征

本病又名先天愚型,或染色体21-三体综合征,为一种由染色体异常所引起的先天性疾病。一型是典型的第21对染色体三体病,有47个染色体,另一型为只有23对染色体,第21对移到其他染色体上。本病可有家族性。

患者有发育迟缓和智力低下。约50%患者有先天性心脏病,约15%患儿于1岁前夭折。患者面部扁平、眶距增宽、鼻梁低宽、颈部短粗,常有上颌发育不足、萌牙较迟、错殆畸形、牙间隙较大、系带附着位置过高等。几乎全部患者均有严重的牙周炎,且其牙周破坏程度远超过菌斑、牙石等局部刺激物的量。本病患者的牙周破坏程度重于其他非先天愚型的弱智者。全口牙齿均有深牙周袋及炎症,下颌前牙较重,有时可有牙龈退缩。病情迅速加重,有时可伴坏死性龈炎。乳牙和恒牙均可受累。

患者的龈下菌斑微生物与一般牙周炎患者并无明显区别。有人报告,产黑色素普雷沃菌群增多。牙周病情的快速恶化可能与中性粒细胞的趋化功能低下有关,也有报告白细胞的吞噬功能和细胞内杀菌作用也降低。

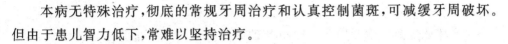

本病无特殊治疗,彻底的常规牙周治疗和认真控制菌斑,可减缓牙周破坏。但由于患儿智力低下,常难以坚持治疗。

(三)糖尿病

糖尿病是与多种遗传因素有关的内分泌异常。由于胰岛素的生成不足、功能不足或细胞表面缺乏胰岛素受体等机制,产生胰岛素抵抗,患者的血糖水平升高,糖耐量降低。糖尿病与牙周病在我国的患病率都较高,两者都是多基因疾病,都有一定程度的免疫调节异常。

1999 年的牙周病分类研讨会上,专家们认为糖尿病可以影响牙周组织对细菌的反应性。他们把"伴糖尿病的牙龈炎"列入"受全身因素影响的菌斑性牙龈病"中,然而在"反映全身疾病的牙周炎"中却未列入糖尿病。在口腔科临床上看到的大多为 Ⅱ 型糖尿病患者,他们的糖尿病主要影响牙周炎的发病和严重程度。尤其是血糖控制不良的患者,其牙周组织的炎症较重,龈缘红肿呈肉芽状增生,易出血和发生牙周脓肿,牙槽骨破坏迅速,导致深牙周袋和牙松动,牙周治疗后也较易复发。血糖控制后,牙周炎的情况会有所好转。有学者提出将牙周炎列为糖尿病的第六并发症(其他并发症为肾病变、神经系统病变、视网膜病变、大血管病变、创口愈合缓慢)。文献表明,血糖控制良好的糖尿病患者,其对基础治疗的疗效与无糖尿病的、牙周破坏程度相似的患者无明显差别。近年来国内外均有报道,彻底有效的牙周治疗不仅使牙周病变减轻,还可使糖尿病患者的糖化血红蛋白(HbA1c)和 TNFa 水平显著降低,胰岛素的用量可减少,龈沟液中的弹力蛋白酶水平下降。这从另一方面支持牙周炎与糖尿病的密切关系。但也有学者报告,除牙周基础治疗外,还需全身或局部应用抗生素,才能使糖化血红蛋白含量下降。

(四)艾滋病

1.临床表现

1987 年,Winkler 等首先报告艾滋病患者的牙周炎,患者在 3~4 个月牙周附着丧失可达 90%。目前认为与人类免疫缺陷病毒(HIV)有关的牙周病损主要有 2 种。

(1)线形牙龈红斑。在牙龈缘处有明显的、鲜红的、宽 2~3 mm 的红边,在附着龈上可呈瘀斑状,极易出血。此阶段一般无牙槽骨吸收。现认为该病变是由白色念珠菌感染所致,对常规治疗反应不佳。对线形牙龈红斑的发生率报告不一,它有较高的诊断意义,可能为坏死性溃疡性牙周炎的前驱。但此种病损也可偶见于非 HIV 感染者,需仔细鉴别。

(2)坏死性溃疡性牙周病。1999 年的新分类认为尚不能肯定坏死性溃疡性牙龈炎和坏死性溃疡性牙周炎是否为两个不同的疾病,因此主张将两者统称为坏死性溃疡性牙周病。

艾滋病患者所发生的坏死溃疡性牙龈炎临床表现与非 HIV 感染者十分相似,但病情较重,病势较凶。需结合其他检查来鉴别。坏死性溃疡性牙周炎则可因患者抵抗力极度低下,而从坏死性溃疡性牙龈炎迅速发展而成,也可能是在原有的慢性牙周炎基础上,坏死性溃疡性牙龈炎加速和加重了病变发展而成。在 HIV 感染者中坏死性溃疡性牙周炎的发生率在 4%～10%。坏死性溃疡性牙周炎患者的骨吸收和附着丧失情况特别严重,有时甚至有死骨形成,但牙龈指数和菌斑指数并不一定相应的高。换言之,在局部因素和炎症并不太重,而牙周破坏迅速,且有坏死性龈病损的特征时,应引起警惕,注意寻找其全身背景。有人报告,坏死性溃疡性牙周炎与机体免疫功能的极度降低有关,T 辅助细胞(CD4$^+$)的计数与附着丧失程度呈负相关。正常人的 CD4$^+$ 计数为 600～1 000/mm^3,而艾滋病合并坏死性溃疡性牙周炎的患者则明显降低,可达 100/mm^3 以下,此种患者的短期病死率较高。严重者还可发展为坏死性溃疡性口炎。

艾滋病在口腔黏膜的表现还有毛状白斑、白色念珠菌感染、复发性口腔溃疡等,晚期可发生 Kaposi 肉瘤,其中约有一半可发生在牙龈上,必要时可做病理检查以证实。

如上所述,线形牙龈红斑、坏死性溃疡性牙龈炎、坏死性溃疡性牙周炎、白色念珠菌感染等均可发生于正常的无 HIV 感染者,或其他免疫功能低下者。因此不能仅凭上述临床表征就做出艾滋病的诊断。口腔科医师的责任是提高必要的警惕,对可疑的病例进行恰当和必要的化验检查,必要时转诊。

2.治疗原则

坏死性牙龈炎和坏死性牙周炎患者均可按常规的牙周治疗,如局部清除牙石和菌斑,全身给以抗菌药。抗菌药首选为甲硝唑 200 mg,每天 3～4 次,共服 5～7 天,它比较不容易引起继发的真菌感染,还需使用 0.12%～0.2%的氯己定含漱液,它对细菌、真菌和病毒均有杀灭作用。治疗后疼痛常可在 24～36 小时消失。线形牙龈红斑对常规牙周治疗的反应较差,难以消失,常需全身使用抗生素。

四、根分叉病变

根分叉病变是牙周炎的伴发病损,指病变波及多根牙的根分叉区,可发生于任何类型的牙周炎。下颌第一磨牙患病率最高,上颌前磨牙最低。

(一)病因

(1)本病只是牙周炎发展的一个阶段,菌斑仍是其主要病因。只是由于根分叉区一旦暴露,该处的菌斑控制和牙石的清除比较困难,会使病变加速或加重发展。

(2)殆创伤是本病的一个加重因素,因为根分叉区是对殆力敏感的部位,一旦牙龈的炎症进入该区,组织的破坏会加速进行,常造成凹坑状或垂直型骨吸收。尤其是病变局限于一个牙齿或单一牙根时,更应考虑殆创伤的因素。

(3)解剖因素:约40%的多根牙在牙颈部有釉突,有的可伸进分叉区,在该处易形成病变。约有75%的牙齿,其根分叉距釉牙骨质界较近,一旦有牙周袋形成,病变很容易扩延到根分叉区。在磨牙的髓室底常有数目不等的副根管,可使牙髓的炎症和感染扩散到根分叉区。尤其在患牙的近远中侧牙槽骨完整,病变局限于分叉区者,更应考虑此因素。

(二)病理学表现

根分叉区的组织病理学改变并无特殊性。牙周袋壁有慢性炎症,骨吸收可为水平型或垂直型,邻近部位可见不同程度的骨质修复。牙根表面有牙石、菌斑,也可见到有牙根吸收或根面龋。

(三)临床表现

根分叉区可能直接暴露于口腔,也可被牙周袋所遮盖,须凭探诊来检查。除用牙周探针探查该处的牙周袋深度外,还需用弯探针水平方向地探查分叉区病变的程度。有学者提出根据病变程度可分为4度。

1.一度

牙周袋深度已到达根分叉区,探针可探到根分叉外形,但分叉内的牙槽骨没有明显破坏,弯探针不能进入分叉区。X线片上看不到骨质吸收(图4-2)。

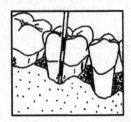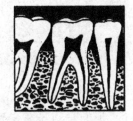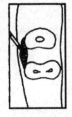

图4-2 一度分叉区病损

2.二度

分叉区的骨吸收仅局限于颊侧或舌侧,或虽然颊、舌侧均已有吸收,却尚未相通。X线片显示该区仅有牙周膜增宽,或骨质密度略减低。根据骨质吸收的程度,又可将二度病变分为早期和晚期。早期二度为探针水平方向探入根分叉的深度小于 3 mm,或未超过该牙颊舌径的 1/2;晚期二度病变则探针水平探入超过 3 mm,或超过颊舌径的 1/2,但不能与对侧相通,也就是说,分叉区尚有一部分骨间隔存在(图 4-3)。

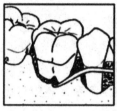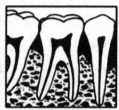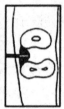

早期二度分叉病根

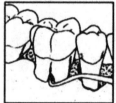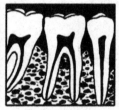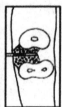

晚期二度分叉病根

图 4-3　二度分叉区病损

3.三度

病变波及全部根分叉区,根间牙槽骨全部吸收,探针能通过分叉区,但牙龈仍覆盖分叉区。X线片见该区骨质消失,呈透射区(图 4-4)。

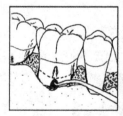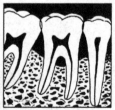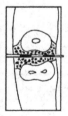

图 4-4　三度分叉区病损

4.四度

病变波及全部根分叉区,根间骨间隔完全破坏,牙龈退缩而使分叉区完全开放而能直视(图 4-5)。

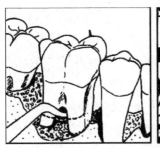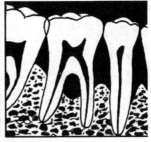

图 4-5 四度分叉区病损

以上分度方法同样适用于上颌的三根分叉牙。但由于三根分叉在拍 X 线片时牙根重叠,因而影像模糊不清。临床检查时可用弯探针从腭侧进入,探查近中分叉及远中分叉是否尚有骨质存在,或已完全贯通。借此法来辨别是二度或三度病损。但这些检查都只能探查水平向的根分叉骨缺损。

X 线片在根分叉病变的诊断中只能起辅佐作用,实际病变总是比 X 线片所显示的要严重些。这是由影像重叠、投照角度不同及骨质破坏形态复杂所造成的。当见到分叉区已有牙周膜增宽的黑线,或骨小梁略显模糊时,临床上已肯定有二度以上的病变,应仔细检查。当磨牙的某一个牙根有明显的骨吸收时,也应想到根分叉区可能已被波及。

根分叉区易于存积菌斑,故此处牙周袋常有明显的炎症或溢脓。但也有时表面似乎正常,而袋内壁却有炎症,探诊后出血常能提示深部存在炎症。当治疗不彻底或其他原因使袋内引流不畅时,能发生急性牙周脓肿。当病变使牙根暴露或发生根面龋,或牙髓受累时,患牙常可出现对温度敏感直至自发痛等症状。早期牙齿尚不松动,晚期牙齿松动。

(四)治疗原则

根分叉区病变的治疗原则与单根牙病变基本一致,但由于分叉区的解剖特点,如分叉的位置低,两根(或三根)之间过于靠拢,则妨碍刮治器械的进入。根面的凹槽,骨破坏形态的复杂性等因素,使分叉区的治疗难度大大提高,疗效也受到一定影响。治疗的目标有二:①消除或改善因病变所造成的缺损,形成一个有利于患者控制菌斑和长期保持疗效的局部形态。②对早期病变促使其有一定程度的新附着,这方面尚有较大难度。

对一度根分叉病变处的浅牙周袋,做彻底的龈下刮治和根面平整即可,袋深且牙槽骨形态不佳者则做翻瓣术并修整骨外形。

二度病变牙周袋较深者不宜做单纯的袋切除术,因会使附着龈丧失,且效果不持久。此时应做翻瓣术,必要时修整骨外形,并将龈瓣根向复位,使袋变浅,根分叉区得以充分外露,便于患者自我控制菌斑,防止病变复发。若牙齿、牙槽骨的形态较好,分叉区能彻底进行根面平整,则可用引导性组织再生手术加植骨术,促使分叉处新骨形成。此法为目前研究的热点。

三度和四度根分叉病变,因分叉区病变已贯通,单纯翻瓣术难以消除深袋和保持分叉区的清洁。可将病变最严重的牙根截除或用分牙术等消除分叉区,以利患者自我保持清洁。

第二节 牙 龈 病

牙龈病指发生于牙龈组织而不侵犯深部其他牙周组织的一组疾病,其中牙龈炎最常见。几乎所有的牙龈疾病中均有慢性炎症存在,因为龈牙结合部总是存在牙菌斑及其他激惹因素。除炎症外,也可伴有增生、变性、萎缩、坏死等病理变化。在有些牙龈病中,炎症可以为原发和唯一的变化,如最常见的菌斑性龈炎;炎症也可以是后发生或伴发于某些全身因素所致的疾病,如药物性牙龈增生常因伴有菌斑引起的炎症而加重;有些全身情况本身并不引起牙龈疾病,但它们可改变机体对微生物的反应性,从而促发或加重牙龈的炎症,如妊娠期的牙龈炎。

一、慢性缘龈炎

慢性缘龈炎是局限于边缘龈和龈乳头的慢性炎症性疾病,无结缔组织附着丧失,没有明显的骨质破坏,X线诊断结果通常为阴性。

患者自觉症状不明显,常有刷牙、咀嚼、吮吸等引起牙龈出血的现象。最早的临床改变是牙龈颜色由粉红转为亮红,龈乳头变钝或轻度水肿。进一步发展,颜色改变更明显,患处牙龈充血发红,变为深红色乃至紫红色,表面光亮水肿,点彩消失,质地松软,龈缘变厚、圆钝,不再与牙面贴附,龈沟液的分泌增加。龈沟一般较浅,不超过 2 mm,但有的部位由于牙龈的炎性肿胀,龈沟加深,此时龈沟底仍位于釉牙骨质界的冠方,附着上皮并无根向移位。加深了的龈沟与发生炎性反应的龈组织一起合称为龈袋。在龈炎中,袋的形成是由于牙龈的增生,而不是袋底的根方移位,因此称为假性牙周袋。袋上皮可有溃疡或糜烂,触诊易出血。病变范围可以是全口的边缘龈和龈乳头,也可能只影响局部牙龈。一般以前牙区最为明显,其次为上后牙颊侧及下后牙舌侧,常常在相应部位有菌斑、牙石、软垢堆积。

慢性缘龈炎是持续的、长期存在的牙龈炎症。在程度上起伏波动,常常是可复性的。组织破坏和修复同时或交替出现,破坏与修复的相互作用影响了牙龈的临床外观,因此牙龈的颜色可表现为淡红、深红或紫红色。牙龈的颜色还与上皮组织角化程度、血管密度、扩张血管周围纤维结缔组织的量、血流量及局部血液循环障碍的严重程度相关。牙龈的外形也取决于组织破坏与修复的相互作用。纤维组织大量破坏,牙龈质地软;当修复反应产生大量纤维组织,有时甚至是过量的纤维组织时,牙龈质地较硬、边缘宽而钝。因此,龈缘变钝可能是因为水肿,也可能是因为纤维增生。另外,如果牙龈组织较薄,炎症反应可能导致牙龈退缩,胶原丧失,探诊龈沟深度变浅甚至为零。

显微镜下可见菌斑及钙化沉积物沉积于牙面,并与沟内上皮相接触,龈组织内有大量浆细胞、淋巴细胞及中性粒细胞浸润,牙龈纤维组织被溶解,有时可见纤维结缔组织增生成束。结合上皮及龈上皮均增生,白细胞迁移出血管,穿过结合上皮进入龈沟。发炎的牙龈血管扩张,血管周围可见炎性细胞。超微结构的研究显示,上皮细胞的细胞间隙增大,部分细胞间联合被破坏,有时淋巴细胞和浆细胞均会进入增大了的细胞间隙。牙龈内血管周围纤维组织溶解,炎症区成纤维细胞显示退行性改变,包括明显的胞质水肿、内质网减少、线粒体的嵴减、胞质膜破裂等。这些细胞病理改变常伴随淋巴细胞的活性增高,在龈炎初期,血管周围纤维组织的丧失更易于在电镜下发现,淋巴细胞、浆细胞在胶原纤维破坏处大量存在,肥大细胞、中性白细胞、巨噬细胞也常见。

龈炎的这些改变被认为是菌斑内抗原及趋化因子造成的宿主反应。通常情况,炎症和免疫反应对宿主起到保护作用,然而在一定条件下,炎症和免疫反应也可造成宿主的损害。

在发病因子中,菌斑诱导的效应机制是龈炎病理发生的主要原因,尤其是靠近牙龈边缘处的龈上菌斑及龈下菌斑。在牙龈健康部位,龈上菌斑薄而稀疏,主要含有革兰氏阳性球菌和丝状菌,其中以革兰氏阳性放线菌居多,研究发现引起龋病的菌斑细菌与引起龈炎的菌斑细菌不一样,附着在牙冠上的菌斑主要含有能合成葡聚糖的链球菌,而附着在牙颈部的菌斑主要含有能合成果聚糖的链球菌。随着菌斑的成熟,菌斑增厚,细菌数量增多,并逐渐有革兰氏阴性菌定植,如韦荣球菌、类杆菌、纤毛菌等,但从总的比例来看,仍然是革兰氏阳性球菌、杆菌和丝状菌占优势。在近龈缘的成熟龈上菌斑的外表面上,常见到细菌聚集成"玉米棒"样或"谷穗"状,研究证实其中心为革兰氏阳性丝状菌,如颊纤毛菌、放线菌,表面附着较多的球菌,如链球菌、韦荣球菌。龈下菌斑厚度和细菌数目明显增加,在龈炎初期,由正常的革兰氏阳性球菌为主变为以革兰氏阴性杆菌为主,其中的黏性放线菌可能发挥着重要作用。在实验性龈炎形成过程中,菌斑中的黏性放线菌数量明显增多,比例增加,且发生在临床炎症症状出现之前。黏性放线菌借助菌毛与合成的果聚糖,可黏附于牙面,与变形链球菌有共凝集作用,产生种间黏合,聚集成菌斑,在动物实验中,黏性放线菌可造成田鼠牙周的破坏。由人类中分离的黏性放线菌已证实可造成人类和啮齿动物实验性牙周损害和根面龋。一般认为黏性放线菌是早期龈炎的主要致病菌之一,与龈组织的血管扩张充血、牙龈出血有关。随着牙龈炎症的长期存在,龈下菌斑中革兰氏阳性球菌和杆菌比例减少,革兰氏阴性厌氧杆菌的比例增加,如具核梭杆菌、牙龈卟啉单胞菌等。

除了菌斑成分对牙龈组织的刺激以外,其他的外源性和内源性因素也影响慢性缘龈炎的临床表现及发生、发展。外源性因素常见的是组织创伤和张口呼吸,牙龈的创伤一般是由刷牙或使用牙签不当、咀嚼硬物等造成,如果创伤是短暂的,牙龈可迅速恢复正常,如果创伤反复发生或持续存在,比如下颌切牙反复创伤上颌腭侧黏膜,可能导致牙龈长期肿胀发炎,甚至发展成急性龈炎。食物嵌塞或不良牙科修复体造成的慢性创伤也很常见。张口呼吸或闭唇不全者,牙龈常肿大、流血,受损区域常常与唇外形一致。内源性因素,如不良修复体、食物嵌塞等,纠正不良习惯如张口呼吸,发炎的牙龈可以在短期内恢复正常。更重要的是教会患者正确的刷牙方法,养成刷牙习惯,防止龈炎的再次发生。

二、青春期龈炎

青春期龈炎是与内分泌有关的龈炎,在新分类中隶属于菌斑性龈病中受全身因素影响的牙龈病。

牙龈是性激素作用的靶器官。性激素波动发生在青春期、月经期、妊娠期和绝经期。女性在生理期和非生理期(如性激素替代疗法和使用性激素避孕药)时,激素的变化均可引起牙周组织的变化,尤其是已存在菌斑性牙龈炎时变化更明显。这类龈炎的特点是非特异性炎症伴有突出的血管成分,临床表现为明显的出血倾向。青春期龈炎为非特异性的慢性炎症,是青春期最常见的龈病。

(一)病因

青春期龈炎与牙菌斑和内分泌明显有关。青春期牙龈对局部刺激的反应往往加重,可能是激素(最重要的是雌激素和睾丸激素)水平高使得龈组织对菌斑介导的反应加重。不过这种激素作用是短暂的,通过口腔卫生措施可逆转。这一年龄段的人群,乳牙与恒牙的更替、牙齿排列不齐、口呼吸及戴矫治器等,造成牙齿不易清洁。加之该年龄段患者一般不注意保持良好的口腔卫生习惯,如刷牙、用牙线等,易造成菌斑的滞留,引起牙龈炎,而牙石一般较少。

成人后,即使局部刺激因素存在,牙龈的反应程度也会减轻。但要完全恢复正常必须去除这些刺激物。此外,口呼吸、不恰当的正畸治疗、牙排列不齐等也是儿童发生青春期龈炎的促进因素。青春期牙龈病的发生率和程度均增加,保持良好的口腔卫生能够预防牙龈炎的发生。

(二)临床表现

青春期发病,牙龈的变化为非特异性的炎症,边缘龈和龈乳头均可发生炎症,好发于前牙唇侧的牙间乳头和龈缘。其明显的特征:龈色红、水肿、肥大,轻刺激易出血,龈乳头肥大常呈球状突起。牙龈肥大发炎的程度超过局部刺激的程度,且易于复发。

(三)诊断

(1)青春期前后的患者。

(2)牙龈肥大发炎的程度超过局部刺激的程度。

(3)可有牙龈增生的临床表现。

(4)口腔卫生情况一般较差,可有错𬌗、正畸矫治器、不良习惯等因素存在。

(四)治疗

(1)口腔卫生指导。

(2)控制菌斑洁治,除去龈上牙石、菌斑和假性袋中的牙石。

(3)纠正不良习惯。

(4)改正不良修复体或不良矫治器。

(5)经上述治疗后仍有牙龈外形不良、呈纤维性增生者可行龈切除术和龈成形术。

(6)完成治疗后应定期复查,教会患者正确刷牙和控制菌斑的方法,养成良好的口腔卫生习惯,以防止复发。对于准备接受正畸治疗的青少年,应先治愈原有的牙龈炎,并教会他们掌握正确的控制菌斑的方法。在正畸治疗过程中,定期进行牙周检查和预防性洁治,对于牙龈炎症较重无法控制者应及时中止正畸治疗,待炎症消除、菌斑控制后继续治疗,避免对深部牙周组织造成损伤和刺激。

三、妊娠期龈炎

妊娠期龈炎是指妇女在妊娠期间，由于激素水平升高，原有的牙龈炎症加重，牙龈肿胀或形成龈瘤样的改变（实质并非肿瘤）。分娩后病损可自行减轻或消退。妊娠期龈炎的发生率报告不一，在30％～100％。国内对上海700名孕妇的问卷调查及临床检查的研究结果显示，妊娠期龈炎的患病率为73.57％，随着妊娠时间的延长，妊娠期龈炎的患病率也提高，妊娠期龈瘤患病率为0.43％。有文献报告，孕期妇女的龈炎发生率及严重程度均高于产后，虽然孕期及产后的菌斑指数均无变化。

(一)病因

妊娠期龈炎与牙菌斑和患者的黄体酮水平升高有关。妊娠本身不会引起龈炎，只是由于妊娠时性激素水平的改变，使原有的慢性炎症加重。因此，妊娠期龈炎的直接病因仍然是牙菌斑，此外与全身内分泌改变即体内性激素水平的变化有关。

研究表明，牙龈是雌性激素的靶器官，妊娠时雌激素水平增高，龈沟液中的雌激素水平也增高，牙龈毛细血管扩张、淤血，炎症细胞和液体渗出增多。有文献报告，雌激素和黄体酮参与调节牙龈中花生四烯酸的代谢，这两种激素刺激前列腺素的合成。妊娠时雌激素和黄体酮水平的增高影响龈上皮的角化，导致上皮屏障的有效作用降低，改变结缔组织基质，并能抑制对菌斑的免疫反应，使原有的龈炎临床症状加重。

有学者发现妊娠期龈炎患者的牙菌斑内中间普氏菌的比率增高，并与血浆中雌激素和黄体酮水平的增高有关。因此在妊娠期炎症的加重可能是由于菌斑成分的改变，而不只是由于菌斑量的增加。分娩后，中间普氏菌的数量降至妊娠前水平，临床症状也随之减轻或消失。有学者认为黄体酮在牙龈局部的增多，为中间普氏菌的生长提供了营养物质。在口腔卫生良好且无局部刺激因素的孕妇，妊娠期龈炎的发生率和程度均较低。

(二)病理学表现

组织学表现为非特异性、多血管、大量炎细胞浸润的炎症性肉芽组织。牙龈上皮增生、上皮钉突伸长，表面可有溃疡，基底细胞有细胞内和细胞间水肿。结缔组织内有大量的新生毛细血管，血管扩张充血，血管周的纤维间质水肿，伴有慢性炎症细胞浸润。有的牙间乳头可呈瘤样生长，称妊娠期龈瘤，实际并非真性肿瘤，而是发生在妊娠期的炎性血管性肉芽肿。病理特征为明显的毛细血管增生，血

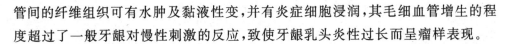

管间的纤维组织可有水肿及黏液性变,并有炎症细胞浸润,其毛细血管增生的程度超过了一般牙龈对慢性刺激的反应,致使牙龈乳头炎性过长而呈瘤样表现。

(三)临床表现

1.妊娠期龈炎

患者一般在妊娠前即有不同程度的牙龈炎,从妊娠2~3个月开始出现明显症状,至8个月时达到高峰,且与黄体酮水平相一致。分娩后约2个月时,龈炎可减轻至妊娠前水平。妊娠期龈炎可发生于个别牙或全口牙龈,以前牙区为重。龈缘和龈乳头呈鲜红或暗红色,质地松软、光亮,呈显著的炎性肿胀,轻触牙龈极易出血,出血常为就诊时的主诉症状。一般无疼痛,严重时龈缘可有溃疡和假膜形成,有轻度疼痛。

2.妊娠期龈瘤

妊娠期龈瘤亦称孕瘤。据报告,妊娠期龈瘤在妊娠妇女中的发生率为1.8%~5%,多发生于个别牙列不齐的牙间乳头区,前牙尤其是下前牙唇侧乳头较多见。通常在妊娠第3个月,牙间乳头出现局限性反应性增生物,有蒂或无蒂、生长快、色鲜红、质松软、易出血,一般直径不超过2 cm。有的病例在肥大的龈缘处呈小分叶状,或出现溃疡和纤维素性渗出。严重病例可因巨大的妊娠瘤妨碍进食,但一般直径不超过2 cm。妊娠期龈瘤的本质不是肿瘤,不具有肿瘤的生物学特性。分娩后,妊娠瘤大多能逐渐自行缩小,但必须除去局部刺激物才能使病变完全消失。

妊娠妇女的菌斑指数可保持相对无改变,临床变化常见于妊娠期4~9个月时,有效地控制菌斑可使病变逆转。

(四)诊断

(1)孕妇,在妊娠期间牙龈炎症明显加重且易出血。

(2)临床表现为牙龈鲜红、松软、易出血,并有菌斑等刺激物的存在。

(3)妊娠瘤易发生在孕期的4~9个月。

(五)鉴别诊断

(1)有些长期服用避孕药的育龄妇女也可有妊娠期龈炎的临床表现,一般通过询问病史可鉴别。

(2)妊娠期龈瘤应与牙龈瘤鉴别。牙龈瘤的临床表现与妊娠期龈瘤十分相似,可发生于非妊娠的妇女和男性患者。临床表现为个别牙间乳头的无痛性肿胀、突起的瘤样物、有蒂或无蒂、表面光滑、牙龈颜色鲜红或暗红、质地松软极易出血,有些病变表面有溃疡和脓性渗出物。一般多可找到局部刺激因素,如残根、牙石、不良修复体等。

(六)治疗

(1)细致认真的口腔卫生指导。

(2)控制菌斑(洁治),除去一切局部刺激因素(如牙石、不良修复体等),操作手法要轻巧。

(3)一般认为分娩后病变可退缩。妊娠瘤若在分娩以后仍不消退则需手术切除,对一些体积较大妨碍进食的妊娠瘤可在妊娠4~6个月时切除。手术时注意止血。

(4)在妊娠前或早孕期治疗牙龈炎和牙周炎,并接受口腔卫生指导是预防妊娠期龈炎的重要举措。

虽然受性激素影响的龈炎是可逆的,但有些患者未经治疗或病情不稳定可引发牙周附着丧失。

四、药物性牙龈增生

药物性牙龈增生又称药物性牙龈肥大,是指全身用药引起牙龈完全或部分的肥大,与长期服用药物有关。我国在20世纪80年代以前,药物性牙龈增生主要是由抗癫痫药苯妥英钠引起。近年来,临床上经常发现因高血压和心、脑疾病服用钙通道阻滞剂和用于器官移植患者的免疫抑制剂——环孢素等引起的药物性牙龈肥大,而苯妥英钠引起的龈肥大相对少见。目前我国高血压患者逐年增加,心、脑血管疾病亦随着我国社会的老龄化进一步增加,最近这些疾病又出现低龄化的趋势。依据中国高血压协会的统计,目前我国高血压患者接受药物治疗者约50%使用钙通道阻滞剂,其中约80%的高血压患者服用硝苯地平等低价药,由此可见,钙通道阻滞剂诱导的药物性牙龈增生在口腔临床工作中会越来越多见。

药物性龈肥大的存在不仅影响到牙面的清洁作用,妨碍咀嚼、发音等功能,有时还会造成心理上的障碍。

(一)病因

与牙龈增生有关的常用药物有3类:①苯妥英钠,抗惊厥药,用于治疗癫痫病。②环孢素,免疫抑制剂,用于器官移植患者以避免宿主的排异反应,以及治疗重度牛皮癣等。③钙通道阻滞剂,如硝苯地平,抗高血压药。长期服用这些药物的患者易发生药物性龈增生,其增生程度与年龄、服药时间、剂量有关,并与菌斑、牙石有关。

1.药物的作用

上述药物引起牙龈增生的真正机制目前尚不十分清楚。据报告,长期服用苯妥英钠治疗癫痫者有 40%～50% 发生牙龈纤维性增生,年轻人多于老年人。组织培养表明苯妥英钠能刺激成纤维细胞的分裂活动,使合成蛋白质和胶原的能力增强,同时,细胞分泌无活性的胶原溶解酶。合成大于降解,致使结缔组织增生。有人报告药物性龈增生患者的成纤维细胞对苯妥英钠的敏感性增高,易产生增殖性变化,此可能为基因背景。环孢素 A 为免疫抑制剂,常用于器官移植或某些自身免疫性疾病患者。有学者报告该药会引起牙龈肥大,服用此药者有 30%～50% 发生牙龈纤维性增生,另有研究发现服药量>500 mg/d 会诱导牙龈增生。硝苯地平为钙通道阻滞剂,对高血压、冠心病患者具有扩张外周血管和冠状动脉的作用,对牙龈也有诱导增生的作用,约有 20% 的服药者发生牙龈增生。环孢素和钙通道阻滞剂两药联合应用,会增加牙龈增生的发生率和加重严重程度。这两种药引起牙龈增生的原因尚不十分清楚,有人报告两种药物以不同的方式降低了胶原酶活性或影响了胶原酶的合成。也有人认为牙龈成纤维细胞可能是钙通道阻滞剂的靶细胞,硝苯地平可改变其细胞膜上的钙离子流动而影响细胞的功能,使胶原的合成大于分解,从而使胶原聚集而引起牙龈增生。

最近的研究表明,苯妥英钠、环孢素可能通过增加巨噬细胞的血小板生长因子的基因表现而诱导牙龈增生。这些药物能抑制细胞的钙离子摄入(钙是细胞内 ATP 酶活动所必需的)导致牙龈的过度生长。此外,药物对牙龈上皮细胞凋亡的影响作用不可忽视,甚至有的与药物剂量和用药时间呈正相关。这些相关凋亡蛋白的异常表达,可破坏上皮组织的代谢平衡,最终导致龈组织增生。

2.菌斑的作用

菌斑引起的牙龈炎症可能促进药物性牙龈增生的发生。长期服用苯妥英钠,可使原来已有炎症的牙龈发生纤维性增生。有研究表明,牙龈增生的程度与原有的炎症程度和口腔卫生状况有明显关系。人类和动物实验也证实,若无明显的菌斑微生物、局部刺激物及牙龈的炎症或对服药者施以严格的菌斑控制,药物性牙龈增生可以减轻或避免。但也有人报告,增生可发生于无局部刺激物的牙龈。可以认为,局部刺激因素虽不是药物性牙龈增生的原发因素,但菌斑、牙石、食物嵌塞等引起的牙龈炎症能加速和加重药物性牙龈增生的发展。

(二)病理学表现

不同药物引起的龈肥大不仅临床表现相似,组织病理学表现也相同。上皮和结缔组织有显著的非炎症性增生。上皮棘层增厚,钉突伸长到结缔组织深部。结缔组织内有致密的胶原纤维束,成纤维细胞和新生血管均增多。炎症常局限于龈沟附近,为继发或伴发。

(三)临床表现

药物性龈增生好发于前牙(特别是下颌),初起为龈乳头增大,继之扩展至唇颊龈,也可发生于舌、腭侧牙龈,大多累及全口龈。增生龈可覆盖牙面 1/3 或更多。病损开始时,点彩增加并出现颗粒状和疣状突起,继之表面呈结节状、球状、分叶状,色红或粉红,质地坚韧。口腔卫生不良、创伤殆、龋齿、不良充填体和矫治器等均能加重病情。增生严重者可波及附着龈并向冠方增大,以致妨碍咀嚼。当牙间隙较大时,病损往往较小,可能由此处清洁作用较好所致。无牙区不发生本病损。牙龈肥大、龈沟加深,易使菌斑、软垢堆积,大多数患者合并有牙龈炎症。此时增生的牙龈可呈深红或暗红色,松软易于出血。增生的牙龈还可挤压牙齿移位,以上、下前牙区较多见。

苯妥英钠性牙龈增生一般在停药后数月之内可自行消退。切除增生牙龈后若继续服药,病变仍可复发。

(四)诊断与鉴别诊断

1.诊断

(1)患者有癫痫或高血压、心脏病或接受过器官移植,并有苯妥英钠、环孢素、硝苯地平或维拉帕米等的服药史。一般在用药后的 3 个月即发病。

(2)增生起始于牙间乳头,随后波及龈缘,表面呈小球状、分叶状或桑椹状,质地坚实、略有弹性。牙龈色泽多为淡粉色。

(3)若合并感染则有龈炎的临床表现,存在局部刺激因素。

2.鉴别诊断

药物性龈增生主要应与伴有龈增生的菌斑性龈炎和龈纤维瘤病相鉴别。

(1)伴有龈增生的菌斑性龈炎:又称为增生性龈炎,是慢性炎症性肥大,有明显的局部刺激因素,多因长期接触菌斑所引起。增生性龈炎是牙龈肿大的常见疾病,好发于青少年。龈增生一般进展缓慢,无痛。通常发生于唇颊侧,偶见舌腭侧,主要局限在龈乳头和边缘龈,可限于局部或广泛,牙龈的炎症程度较药物性龈增生和遗传性牙龈纤维瘤病重。口呼吸患者的龈增生位于上颌前牙区,病变区的牙龈变化与邻近未暴露的正常黏膜有明显的界限。牙龈增生大多覆盖牙面的 1/3~2/3。一般分为 2 型。①炎症型(肉芽型):炎症型表现为牙龈深红或暗红,松软,光滑,易出血,龈缘肥厚,龈乳头呈圆球状增大。②纤维型:纤维型表现为牙龈实质性肥大,较硬而有弹性,颜色接近正常。临床上炎症型和纤维型常混合存在,病程短者多为炎症型,病程长者多转变为纤维型。

(2)龈纤维瘤病:龈纤维瘤病可有家族史,而无服药史。龈增生较广泛,大多覆盖牙面的 2/3 以上,以纤维性增生为主。

(五)治疗

(1)停止使用或更换引起牙龈增生的药物是最根本的治疗方法,然而大多数患者的病情并不允许停药。因此必须与相关的专科医师协商,考虑更换使用其他药物或与其他药物交替使用,以减轻不良反应。

(2)去除局部刺激因素,通过洁治、刮治去除菌斑、牙石,消除其他一切导致菌斑滞留的因素,并指导患者切实掌握菌斑控制的方法。治疗后多数患者的牙龈增生可明显好转甚至消退。

(3)局部药物治疗对于牙龈炎症明显的患者,除了去除菌斑和牙石外,可用3%过氧化氢液冲洗龈袋,并在袋内置入抗菌消炎的药物,待炎症减轻后再进行下一步的治疗。

(4)手术治疗:对于虽经上述治疗但增生的牙龈仍不能完全消退者,可进行牙龈切除并成形的手术治疗;对于重度增生的患者为避免角化龈切除过多可采用翻瓣加龈切术的方法。术后若不停药和忽略口腔卫生,则易复发。

(5)指导患者严格控制菌斑,以减轻服药期间的牙龈增生程度,减少和避免手术后的复发。

对于需长期服用苯妥英钠、硝苯地平、环孢素等药物的患者,应在开始用药前先治疗原有的慢性牙龈炎。

第三节　种植体周病

一、种植体周黏膜炎

(一)概述

种植体周黏膜炎的病变局限于种植体周的软组织,不累及深层的骨组织,类似牙龈炎。适当的治疗可使疾病逆转,恢复至正常。

(二)临床表现

(1)在种植修复体上和种植体与基台连接处有沉积的菌斑、牙石。

(2)刷牙、咬物或碰触时种植体周软组织出血。

(3)种植体周黏膜充血发红,水肿光亮,质地松软,乳头圆钝或肥大,探诊后出血,严重时可有溢脓,并可能出现疼痛。

(4)种植体不松动。

(5)X线检查显示种植体与牙槽骨结合良好,无透影区及牙槽骨吸收。

(三)诊断要点

(1)种植体周软组织红肿,探诊后出血。

(2)X线检查显示无种植体周骨吸收。

(四)治疗原则及方案

1.机械性清除菌斑

如果在种植修复体上有沉积的菌斑、牙石,种植体周黏膜探诊出血,无溢脓,探诊深度≤4 mm,则采用机械方法清除天然牙齿及种植义齿各个部分的菌斑、牙石,包括种植体颈部、种植体基台、上部结构软组织面等处的菌斑、牙石。

2.氯己定的应用

如果种植体部位探诊出血、探诊深度4～5 mm,则在机械性清除菌斑和牙石基础上,再配合使用氯己定治疗。

二、种植体周炎

(一)概述

种植体周炎的病变不仅侵犯种植体周软组织,还累及深层的骨组织,类似牙周炎。适当的治疗可阻止疾病的发展。

(二)临床表现

(1)种植体周黏膜炎的前三项症状和表现。

(2)种植体周袋形成,探诊深度较种植修复后时的探诊深度增加,探诊深度>4 mm;种植体周袋溢脓,可能会有窦道形成。

(3)X线检查显示种植体周围牙槽骨吸收。

(4)种植体松动:病变严重者可发生种植体松动,甚至出现种植体脱落。

(三)诊断要点

1.种植体周软组织发生了附着丧失

用轻力(0.25 N)探诊时探诊深度较前次探诊时加深,种植体周软组织沟底发生了根向移位。

2.种植体周骨吸收

通过 X 线检查来观察种植体周支持骨的高度,并与种植修复体完成时骨的高度相比较,如果骨嵴顶高度降低 2 mm 以上,则为种植体周骨吸收。

(四)治疗原则及方案

(1)机械性清除菌斑。

(2)氯己定的应用。

(3)抗菌药物治疗:如果种植体部位有探诊出血、溢脓或无溢脓、探诊深度≥6 mm且 X 线检查显示有骨吸收,但骨吸收≤2 mm,应首先进行机械治疗和应用氯己定抗感染治疗,同时配合使用抗菌药物,全身给药或局部使用控释药物。

(4)手术治疗:对种植体周感染已得到控制,但骨缺损>2 mm 者,须进行手术治疗。

(5)一旦种植体出现松动,则认为种植失败,需取出种植体,进行其他修复或考虑重新行种植修复。

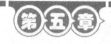

牙 拔 除 术

第一节　阻生牙拔除术

　　阻生牙是指由于邻牙、骨或软组织的阻碍而只能部分萌出或完全不能萌出，且以后也不能萌出的牙。引起牙阻生的主要原因是随着人类的进化，颌骨退化与牙量退化不一致，导致骨量相对小于牙量（牙弓的长度短于所有牙的近远中径之和），颌骨缺乏足够的空间容纳全部恒牙。常见的阻生牙为上、下颌第三磨牙，其次是上颌尖牙和下颌第二前磨牙。由于第三磨牙是最后萌出的牙齿，因此最容易因萌出空间不足而导致阻生；因下颌第二前磨牙是在第一前磨牙和第一磨牙之后萌出，上颌尖牙是在侧切牙和第一前磨牙之后萌出，如果萌出空间不足，也会导致阻生。除上述因素外，引起尖牙阻生还有以下因素：①恒尖牙在发育过程中其牙冠位于乳尖牙牙根舌侧，故乳尖牙如果发生任何病变均可影响恒尖牙牙胚的生长发育；②尖牙在萌出过程中，牙根的发育较其他牙完成的早，因而其萌出力量减弱，并且尖牙从萌出到建立殆关系，萌出距离最长；③上颌尖牙从腭侧错位萌出比例较高，而腭侧软组织及骨组织均较致密，萌出阻力大。由于尖牙阻生因素较多，故上颌尖牙阻生是除下颌及上颌第三磨牙阻生之外最常见者。

　　阻生牙拔除难度是随着年龄的增长而增加的，如果延迟拔除，不但可能会导致阻生牙局部组织发生病变、邻牙及邻近骨组织缺损（缺失），还会增加拔牙时损伤相邻重要结构的风险等许多问题。由于青少年患者能更好地耐受手术、术后恢复速度及牙周组织的愈合质量好于成年患者、操作相对简单、并发症少，还避免了因阻生牙导致的所有局部组织病变等问题，因此在没有拔牙禁忌证的情况下所有阻生牙均应早期、及时拔除。

一、适应证

对有症状和病变或可能引起邻近组织产生症状和病变的阻生牙均应拔除。

(一)引起冠周炎的阻生牙

冠周炎是指部分萌出的阻生牙牙冠周围软组织的炎症,临床表现为不同程度的肿痛和张口受限,如果治疗不及时,感染会蔓延到相邻的面部间隙,导致严重的面部间隙感染。当冠周炎症状减轻或消失时应及早拔除阻生牙。

由于阻生牙或阻生牙在萌出过程中殆面被软组织覆盖形成的盲袋,会成为细菌滋生的良好场所,所以当患者抵抗力降低时,就会引发冠周炎,为了预防冠周炎的发生,需对阻生牙进行预防性拔除。

(二)阻生牙龋坏及导致邻牙龋坏

由于阻生牙常导致局部自洁能力下降,致龋细菌就会引起阻生牙及邻牙龋坏。应及时拔除龋坏阻生牙,以方便邻牙的牙体治疗并提高邻牙的自洁能力,龋坏的邻牙应尽量治疗保存。对于年轻患者,为防止邻牙发生龋坏,可预防性拔除阻生牙。

阻生牙通常无法建立正常咬合关系,若错殆或与邻牙邻接关系不良可导致食物嵌塞,进而发展为牙周病,调殆治疗效果往往不佳,需要及时拔除阻生牙。

(三)阻生牙压迫导致邻牙牙根吸收

阻生牙的压力会引起邻牙牙根吸收,早期及时拔除阻生牙后,缺损的牙骨质可自行修复。

(四)因阻生牙压迫导致邻牙牙周组织破坏

由于阻生牙(特别是近中或水平阻生)与紧贴的邻牙之间不易保持清洁,易引起炎症,使上皮附着退缩,形成牙周炎,导致牙槽骨吸收。应及时拔除阻生牙,通过牙周治疗或牙周组织再生的方法恢复丧失的牙周组织(缺失的骨质由新生骨填充)。早期预防性拔除阻生牙可防止牙周病的发生。

(五)阻生牙导致牙源性囊肿或肿瘤

牙源性囊肿或肿瘤来自牙源性上皮或滤泡,埋藏在牙槽骨中的阻生牙与滤泡同时存在,滤泡如发生囊性变有可能发展成为牙源性囊肿或牙源性肿瘤。如发现滤泡发生囊性变需尽早拔除。

(六)因正畸治疗需要拔除的阻生牙

因正畸治疗需要后推第一、二磨牙时,阻生的第三磨牙会妨碍治疗,需在正畸治疗前拔除。为保证正畸治疗效果(因阻生第三磨牙可使磨牙和前磨牙向近中移动,导致牙列拥挤),要在正畸治疗结束后拔除阻生第三磨牙(尤其是近中阻生)。

(七)可能为颞下颌关节紊乱病诱因的阻生牙

阻生第三磨牙持续的前移力量可使其他牙移位或阻生牙本身错位萌出,造成创伤𬌗,影响到颞下颌关节,应及时拔除阻生牙。

(八)因完全骨阻生而被疑为原因不明的神经痛或病灶牙者

完全骨阻生牙有时也会引起某些不明原因的疼痛。当排除了其他原因后,拔除阻生牙可能会解决疼痛问题。

(九)正颌手术需要

当准备行下颌升支矢状劈开术时,阻生第三磨牙会妨碍手术过程,术前6~9个月拔除阻生第三磨牙,待颌骨伤口完全愈合后再行正颌手术,新形成的骨有利于正颌术中预知下颌骨截开的状况,还可提供更多的骨量以利于内固定和术后𬌗关系的稳定。

(十)预防下颌骨骨折

牙槽骨是容纳牙齿的,但牙齿的存在会不同程度地减少牙槽骨的骨量。阻生下颌第三磨牙占据骨组织的空间,就使得此处下颌骨变得薄弱、更容易骨折。

二、禁忌证

阻生牙拔除的禁忌证与一般牙拔除术禁忌证相同。当阻生第三磨牙处于下列情况时可考虑保留。

(1)正位萌出达邻牙𬌗平面,经切除远中覆盖的龈瓣后,可暴露远中冠面,并可与对𬌗牙建立正常咬合关系者。

(2)当第二磨牙已缺失或因病损无法保留时,如阻生第三磨牙近中倾斜角度不超过45°,可保留做为修复用基牙。

(3)虽邻牙龋坏可以治疗,但因骨质缺损过多,拔除阻生牙后可能导致邻牙严重松动,可同时保留邻牙和阻生牙。

(4)第二磨牙拔除后,如第三磨牙牙根未完全形成,可自行前移替代第二磨牙,与对𬌗牙建立正常咬合。

(5)完全埋藏于骨内无症状的阻生牙,与邻牙牙周无相通,可暂时保留观察。成年患者(通常超过35岁),如没有其他疾病的表征并且影像学可见到阻生牙周围有一层骨质覆盖,则不需拔除。

(6)阻生牙根尖未发育完成,其他牙齿因病损无法保留时,可将其拔出后移植于其他牙齿处。

(7)第一磨牙龋坏无法保留,如第三磨牙非颊舌位(最好是前倾位),拔除第一磨牙后,间隙可能因第二、三磨牙的自然调整而消失,配合正畸治疗,可获得更好的殆关系。

(8)如果阻生牙的拔除会造成其周围神经、牙齿或原有修复体的损伤,可将其留在原位观察。

三、阻生牙拔除术前准备

(一)临床检查

阻生牙拔除术前必须对患者进行详细的病史询问、全面的体格检查、实验室检查和口腔检查。

1.病史询问

病史包括年龄、有无系统性疾病史、手术史、服药史等。

2.体格检查

体格检查包括面型、面色、表情、颊部皮肤有无红肿或瘘管,颈部淋巴结是否肿大、有无压痛,关节区有无弹响、压痛,下唇感觉有无异常、张口型、张口度有无异常等。对患有全身疾病的患者还需进行生命体征检查。

3.实验室检查

对患有全身疾病的患者需根据具体情况进行心电图,血常规,肝、肾功能,血糖,凝血功能,甲状腺功能等检查。

4.口腔检查

阻生牙在颌骨中的位置,方向,与邻牙的关系;远中龈瓣的韧性,覆盖牙冠的范围,有无红肿、压痛或糜烂,盲袋内是否有脓性分泌物;牙冠有无龋坏,邻牙的松动度,牙周状况;有无龋坏、折裂、充填体或修复体等,对检查结果要告知患者并详细记录在病历上。

(二)影像学检查及难度评估

不同的阻生牙在拔除时难易程度也有所不同,为了在术前预测拔除难度,需制定阻生牙分类标准和拔除难度标准,通过这些标准预测手术难度及术中、术后可能发生的并发症,并可使手术井井有条地进行。现行主要的分类系统和难度评估都是基于对影像学检查结果分析得来的,因此拔除阻生牙前需要进行全面的影像学检查。

最常用的方法是拍摄全口曲面断层片,它可提供颌面部大部分信息,如下颌阻生牙与下牙槽神经的关系、上颌阻生牙与上颌窦的关系等,避免了因仅拍摄局部 X 线片而发生漏诊的可能。另外,根据需要还可增加其他检查方法,如根尖片可了解阻生牙局部更多的细节、咬合片可了解阻生牙颊舌向位置和结构的变化。

拍摄 X 线片应注意投照角度差异造成的影像重叠和失真。例如,下颌管与牙根影像重叠时,易误认为根尖已突入管内,此时,应观察牙根的牙周膜和骨硬板是否连续,重叠部分的下颌管是否比牙根密度高、有无变窄等,以判断牙根是否已进入下颌管内。下颌阻生第三磨牙常位于下颌升支前缘内侧,在下颌骨侧位片和第三磨牙根尖片上,牙冠常不同程度地与下颌升支前缘重叠,形成骨质覆盖的假象,故判断冠部骨阻力时,主要应根据临床检查和探查,尤其是术中所见牙位的高低。

锥形束 CT 用于阻生牙的检查的优点:可避免平片因影像重叠和投照角度偏差而造成的假象;可直观并量化下颌管在不同层面和方位上与下颌第三磨牙的距离关系;通过调节窗将其他组织图像去除,只留下密度较高的牙齿图像,辅以轴位和其他层面图像可以精确地了解埋伏牙的形态、位置、与邻牙的关系及邻牙有无移位或根吸收等。但锥形束 CT 需专用设备,花费较大,临床应用受到限制。

1.阻生牙的分类与拔牙难度评估

(1)下颌阻生第三磨牙的分类:下颌阻生第三磨牙可通过以下 3 条标准进行分类。

1)角度:是指第三磨牙牙体长轴与第二磨牙牙体长轴所成的角度。根据阻生牙的长轴与第二磨牙长轴的关系分成 7 类:中阻生、水平阻生、倒置阻生、垂直阻生、远中阻生、颊向阻生和舌向阻生。

阻生牙除与第二磨牙长轴有成角关系外,牙冠还可能朝颊或舌向倾斜,如果阻生牙已萌出至牙弓,大多数牙冠是舌向倾斜的。如果阻生牙未萌出,可通过拍摄咬合片确定咬合面是朝向颊(舌)侧或颊(舌)向阻生,大多数牙冠位于牙弓偏颊处。

垂直阻生最常见,近中阻生多见,水平阻生较多见,其他阻生类型少见。近中和垂直阻生(除低位垂直)的拔除难度相对较低,水平和远中阻生的拔除难度较高,倒置阻生的拔除难度最高。

2)与下颌支前缘的关系:根据阻生牙和下颌升支前缘相对位置关系分为 3 类。①Ⅰ类:阻生牙牙冠的近远中径完全位于下颌升支前缘的前方。②Ⅱ类:

一半以内的阻生牙牙冠的近远中径位于下颌升支内。③Ⅲ类：一半以上的阻生牙牙冠的近远中径位于下颌升支内。分类越高牙齿的拔除难度越大。

3）与𬌗平面的关系：根据阻生牙相对于第二磨牙𬌗平面的位置关系分为3种。①高位阻生：牙的𬌗平面到达或高于第二磨牙的𬌗平面。②中位阻生：牙的𬌗平面位于第二磨牙的𬌗平面和牙颈线之间。③低位阻生：牙的𬌗平面低于第二磨牙的牙颈线。牙拔除的难度随阻生牙埋藏的深度增加而增大。

（2）三分类法在上颌阻生第三磨牙的应用：三分类法在上颌阻生第三磨牙中的应用与下颌几乎一样，但需考虑以下因素。①角度：垂直阻生最常见，远中阻生常见，近中阻生少见，颊腭向及水平阻生比较罕见。角度分类对上颌阻生牙拔除难度的影响刚好相反，垂直和远中阻生相对简单，而近中阻生拔除困难。②阻生牙颊舌向的位置对拔除难度也有影响：偏颊向的阻生牙（占多数），因颊侧骨板薄而拔除容易；而偏向腭侧的阻生牙拔除难度大。③与𬌗平面的关系：上颌阻生牙同样随着埋藏深度的增加而拔除难度增加。

2.影响阻生牙拔除难度评估其他因素

（1）牙根形态：牙根形态与阻生牙拔除难度之间有非常密切的关系。总体来说，拔除阻生牙最佳时机是牙根已形成 1/3～2/3 时，此时牙根形态是圆钝的，拔除时很少会断根，而且牙根距离重要解剖结构较远。如果牙根完全形成后，拔除难度就会增加（并且随着年龄的增大而增加）。如果在牙根尚未形成的牙胚期拔除，因术中牙胚在牙槽窝内旋转，难以找到合适支点将其挺出，拔除也较困难。另外，需注意牙根弯曲的方向，如果牙根弯曲的方向（向远中弯曲）与牙齿脱位的方向一致，拔除相对简单；如果牙根向近中弯曲，则发生断根概率很大，需分块拔除。

（2）牙周膜或牙周滤泡的宽度：阻生牙拔除的难度与牙周膜或牙周滤泡的宽度有关，越宽拔除越容易。由于牙周膜或牙周滤泡随年龄的增加而逐渐变窄，所以年轻患者的拔牙难度较年长患者低。尤其是 40 岁以上的患者，由于牙周膜间隙几乎消失，拔除更困难。

（3）周围骨密度：阻生牙拔除难度与周围骨密度有关。骨密度与患者年龄有关，年轻患者骨密度相对低，牙槽骨扩展性大，患牙易于拔除；35 岁以上患者的骨密度高，柔性及扩展性下降，骨阻力增加，拔除难度增大，拔除上颌第三磨牙时可导致上颌结节骨折。

（4）与邻牙的关系：如果阻生牙与邻牙之间有间隙则拔除较容易，如果紧靠邻牙，需注意避免损伤邻牙，如果邻牙有龋坏或大面积修复体时更要格外小心。

（5）与周围重要解剖结构的关系：如果牙根离下牙槽神经、鼻腔或上颌窦很近,术者应注意避免损伤神经、鼻腔和上颌窦。

(三)拔牙器械准备

拥有标准的器械可使操作顺利进行,并可减少并发症的发生。阻生牙拔除的常用器械包括 15 号刀片及刀柄、骨膜分离器、颊拉钩、牙挺、持针器、线剪、缝合针及缝线(可吸收或不可吸收)、外科专用气动式手机和外科专用切割钻。

(四)知情同意

术前必须告知患者拔除阻生牙的风险以及可能出现的并发症,如:局麻可能发生药物过量或变态反应,可能会引起血肿或深部组织感染,针尖刺中下牙槽神经可导致暂时性下唇麻木,腭大神经麻醉可能会导致暂时性咽部异物感、恶心;术中可能需要切开牙龈、去骨、分牙、缝合切口,可能会出现不适感;如果邻牙有龋坏、填充体、修复体或有严重牙周病,术中可能会损害邻牙或修复体;术后疼痛也可能由邻牙牙髓炎引起;拔除上颌第三磨牙、尖牙或多生牙可能会引起上颌结节骨板折裂、患牙或牙根进入上颌窦,可能会损伤上颌窦或鼻腔,导致术后口腔上颌窦瘘或口鼻瘘;拔除下颌第三磨牙或尖牙有可能损伤下牙槽神经、颏神经和舌神经,导致一侧下唇或舌体暂时性或永久性麻木;术后可能会发生出血、肿痛、张口受限、"干槽症";术中、术后可能须使用抗菌及止痛药物等。

知情同意是医疗实践中的一个重要环节,尽量做到术前告知义务,医护人员有义务应用自己的知识给患者讲解、引导其对病情做出合理的治疗决定,这样可最大限度地保证医疗安全。当患者遭受到一个没有事先告知的意外并发症时,会引起患者和医护之间不必要的争执。

(五)麻醉及体位

由于阻生牙拔除难度较大,耗时较长,所以长效、足量、完全的麻醉效果非常重要。医护和患者的手术体位同普通牙拔除。由于整个手术过程可能对部分焦虑和牙科畏惧症的患者存在不适的噪音和感觉,对这些患者可在术前控制焦虑、术中配合使用镇静方法等。

四、下颌阻生第三磨牙拔除

(一)阻力分析与手术设计

下颌阻生第三磨牙位于下颌骨体后部与下颌升支交界处,由于阻生牙的阻生状况和形态不同,拔除难度也各不相同,但无论何种类型和形态的阻生牙,将其顺利拔除的关键是有效解除阻生牙的各种阻力,因此阻力分析是拔除下颌阻生第三磨牙的必要步骤之一。下颌阻生第三磨牙拔除阻力有以下几种。

1.冠部阻力

冠部阻力包括软组织和骨组织阻力。

(1)软组织阻力来自阻生牙上方覆盖的龈瓣,该龈瓣质韧并保持相当的张力包绕牙冠,对阻生牙拾向和远中向脱位形成阻力。该阻力通过切开、分离软组织即可解除。

(2)骨阻力来源于包裹牙冠的骨组织,主要是牙冠外形高点以上的骨质。冠部骨阻力单从 X 线判断常有误差,应结合临床检查进行判断。垂直阻生的冠部骨阻力多在远中,近中或水平阻生的冠部骨阻力多在远中和颊侧。该阻力可通过分切牙冠和/或去骨的方法解除。

2.根部阻力

根部阻力来自牙根周围的骨组织,是主要的拔牙阻力,其阻力大小与下列情况有关。

(1)阻生牙倾斜度:垂直阻生牙牙根与拔除脱位方向一致,根部阻力较小;近中阻生牙倾斜度较大,与拔除脱位方向不一致,需要转动角度,所以根部阻力较大;水平位阻生牙倾斜度约 90°角,与拔除脱位方向更不一致,需更大的转动角度,所以根部阻力更大;倒置阻生牙牙根倾斜度超过 90°角,冠、根部阻力均最大,拔除时需大量去骨后再将牙分割成多段才能拔除,所以拔除最困难。

(2)牙根形态:融合根、特短根、锥形根的根部阻力小,用挺出法即可拔除;双根且根分叉较高且二根间距较大者,根部阻力较大,需用分根法解除根部阻力;多根牙、根分叉较低且牙颈部有较大骨倒凹者、肥大根、U 形根、特长根的根阻力大,常需去骨达根长 1/3 甚至 1/2 以上才能解除根部阻力。

(3)根尖形态:正常根尖、根尖弯向远中、根尖发育未完成者,根尖部阻力很小,拔除较容易;根尖弯向近中、颊舌侧或根尖弯曲方向不一致、根端肥大者,根尖阻力较大,拔除较困难。

(4)周围骨组织密度:年轻人根周骨密度疏松,牙周间隙明显,比中老年人容易拔除;根周骨组织因慢性炎症而出现明显骨吸收者,根阻力小,容易拔除;如因慢性炎症导致骨硬化或根周骨粘连,则根阻力变大,拔除较困难,该情况多见于年长患者。

去除根部骨阻力的方法有分根、去骨、增隙。单纯去骨创伤较大,应多采用分根、增隙等多种方法综合应用解除牙根阻力。

3.邻牙阻力

邻牙阻力是指第二磨牙产生的妨碍阻生牙拔除脱位的阻力。其阻力大小视阻生牙与第二磨牙的接触程度和阻生的位置而定,该阻力可通过分冠和去骨的方法解决。

要根据阻力分析、器械设备条件和术者经验设计合理的手术方案。手术方案包括麻醉方法和麻醉药物的选择、切口的设计、解除阻力的方法、去骨部位和去骨量、分割冠根的部位、牙脱位的方向。由于手术方案主要是根据影像结果制订的,如果术中出现与临床实际情况不相符时,应及时调整术前设计的方案。

(二)拔除步骤

下颌阻生第三磨牙拔除术是一项较为复杂的手术,手术本身包含对软组织和骨组织的处理,要严格遵守无菌原则。

1.麻醉

通常选择下牙槽神经、舌神经、颊长神经一次性阻滞麻醉。为减少术中出血、保证术野的清晰和方便操作,可在阻生牙颊侧及远中浸润注射含血管收缩剂(肾上腺素)的麻醉药物。

2.切口

因下颌阻生第三磨牙位于口腔最后部而导致操作视野有限,通常需切开、翻瓣以提供清晰的视野。高位阻生一般不需切开,或仅在远中切开、分离牙龈即可;中低位阻生最好选用袋型瓣切口,也可选用三角瓣切口。袋型瓣切口从阻生牙颊侧外斜嵴开始,向前切开至第二磨牙远中偏颊处,再沿第二磨牙颊侧牙龈沟向前切开至第二磨牙近中(短袋型切口)或继续沿牙龈沟向前扩展至第一磨牙近中(长袋型切口),牙龈乳头保留在组织瓣上,切开时刀刃应直达骨面,全层切开黏骨膜。

如果阻生牙埋藏很深,也可选用三角瓣切口,该切口是在袋型切口的基础上,在第二磨牙近中或远中颊面轴角处附加一个向前下斜行与龈缘约成45°角的减张切口,附加切口与牙龈沟内切口必须保持钝角以保证基部足够宽(提供足够的血供),长度不能超过移行沟底。

3.翻瓣

将骨膜剥离器刃缘朝向骨面插入到骨膜与牙槽骨之间,从切口前端开始,先旋转分离牙龈乳头,再沿牙槽嵴表面向后推进,要确保组织瓣全层分离,如遇因未完全切开而导致分离困难时,应再次切开,避免因强行剥离引起组织撕裂。分离、翻瓣的范围原则上以显露术区即可,颊侧不要超过外斜嵴,舌侧不要越过牙

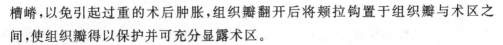

槽嵴,以免引起过重的术后肿胀,组织瓣翻开后将颊拉钩置于组织瓣与术区之间,使组织瓣得以保护并可充分显露术区。

4.去骨

翻瓣后应根据 X 线片和临床实际的骨质覆盖状况决定去骨部位和量,选用外科专用切割手机和钻去骨。去骨的一般原则:显露牙冠的最大周径;尽量保持颊侧皮质骨高度;根据患牙拔除难度以及切割牙冠方式确定去骨量。

去骨的目的是暴露牙冠,包括去除全部殆面和部分颊侧、远中的牙槽骨,为保持牙槽骨高度,去除颊侧及远中牙槽骨时可仅磨除贴近患牙的部分牙槽骨,这样既显露了牙冠,又达到了增隙的目的。

舌侧及近中牙槽骨原则上不能去除,因为这样可能会伤及舌神经、第二磨牙及第二磨牙牙周骨质。由于舌神经位于舌侧软组织内,可能平行于牙槽嵴顶行走,为避免损伤神经,在远中去骨时不要超过中线,将分离器置于远中骨板周围进行保护,确保切割钻不伤及软组织。

5.增隙

增隙是在患牙的颊侧和远中骨壁磨出沟槽(在临床实际操作中,该步骤大多已在去骨时完成),将磨出的沟槽作为牙挺的支点。沟槽宽度约 2 mm,该宽度既可容纳牙挺又不会因太宽导致牙挺失去支点在沟槽内打转。增隙时,将牙钻与牙体长轴平行,在患牙表面去骨磨出一小沟,从小沟开始向近远中磨除患牙颊侧和/或远中表面骨质,将患牙和骨壁分离,沟的深度达牙颈部以下(通常与切割钻的长度相当,不会影响颌骨的机械强度),注意不要伤及下牙槽神经管。

6.分切患牙

分切患牙包括截冠和分根。其目的是解除邻牙阻力、减小根部骨阻力。其优点是减小创伤、减少操作时间、降低并发症。最常用的方法是用钻从患牙牙冠颊侧正中向舌侧进行纵向切割,深度达根分叉以下,将牙分成近中和远中两部分(由于有的患牙舌侧面非常接近舌侧骨板,而且舌侧骨板较薄,为避免损伤舌侧软组织及舌神经,通常切割至余留患牙舌侧少部分牙体组织即可,不可将整个患牙颊舌向贯穿磨透,然后用直挺插入沟槽底部旋转将患牙折裂成理想比例的近中、远中两部分)。

有时,近中部分仍存在邻牙阻力时,可在近中部分釉牙骨质界处做一横断切割,将其分割为牙冠和牙根两部分,先取出牙冠,然后挺出牙根。如是多根牙,可将牙根分割成多个单根后再分别挺出。

7.拔出患牙

当完全解除邻牙阻力、基本解除骨阻力后,根据临床具体情况,选择合适的牙挺,分别将患牙分割后的各个部分挺松或挺出,挺松部分用牙钳将其拔除,以减少牙挺滑脱和牙体被误吸、误吞的可能。使用牙挺时切忌使用暴力,应注意保护邻牙及骨组织(用手指接触患牙及邻牙并抵压于舌侧,感知两牙的动度,控制舌侧骨板的扩张幅度),以免造成舌侧骨板、相邻第二磨牙、下颌骨的损伤或患牙移位。

对分割拔出的患牙,应将拔除的牙体组织进行拼对,检查其完整性,如有较大缺损,应仔细检查拔牙窝,避免遗留。

8.处理拔牙窝

用生理盐水对拔牙窝进行清洗和/或用强吸的方法彻底清理拔牙时产生的碎片或碎屑,对粘连在软组织上的碎片可用刮匙刮除,但不能过度搔刮牙槽窝,以免损伤残留牙槽骨壁上的牙周膜而影响伤口愈合。

在垂直阻生牙的远中部分、水平阻生或近中阻生牙冠部的下方常存在肉芽组织,X线显示为三角形的低密度区,如探查为脆弱松软、易出血的炎性肉芽组织,应予以刮除;如探查为韧性、致密的纤维结缔组织,则对愈合有利,不必刮除。低位阻生的牙冠常有牙囊包绕,多与牙龈相连,应将其去除,以免形成残余囊肿。

压迫复位扩大的牙槽窝,修整锐利的骨缘,取出游离的折断骨片。为预防出血,可在拔牙窝内放入明胶海绵1~2块。

9.缝合

缝合的目的是将组织瓣复位以利愈合、防止术后出血、缩小拔牙创、避免食物进入、保护血凝块。缝合不宜过于严密,通常第二磨牙远中处可以不缝,这样既可达到缝合目的,又可使伤口内的出血和反应性产物得以引流,从而减轻术后肿胀和血肿的形成。

缝合切口时,要先缝合组织瓣的解剖标志点,如切口的切角和牙龈乳头,因为拔牙后有些解剖结构发生了变化,这样可以避免缝合时组织瓣移位。缝合完成后用消毒棉卷覆盖拔牙创并嘱患者咬紧加压止血。

10.术后医嘱

同一般牙拔除术。由于下颌阻生牙拔除损伤较大,术后可适当使用抗生素和止痛药。

(三)各类阻生牙的拔除方法

1.垂直阻生

如果患牙已完全萌出,根部和骨阻力不大时,可分离牙龈后用牙挺直接拔除;如果患牙未完全萌出,存在较大软组织阻力时,可将患牙殆面及远中龈瓣切开、翻瓣,完全消除软组织阻力后再用牙挺拔除。将牙挺置于患牙近中,以牙槽突为支点,以楔力为主,逆时针向远中转动,使患牙获得向上后的脱位力。

如果患牙牙冠有较大的骨阻力时,需去除牙冠殆面全部骨质和远中部分骨质后再拔除患牙。如果患牙根分叉大而导致根部骨阻力较大时,应用钻将患牙垂直分割成近、远中两瓣后分别拔除。对于低位、骨阻力大者应采用去骨、增隙、分根等联合方法。

2.近中阻生

对邻牙和根部阻力不大的高位近中阻生牙(近中部分位于第二磨牙牙冠外形高点或以上),多可直接挺出。操作时应压紧邻牙进行保护,如患牙牙冠下方有新月形(非炎症性骨吸收)或三角形(炎症性骨吸收)间隙存在时,则更有利于牙挺的插入和施力。

大多数近中阻生牙的邻牙阻力较大,为保证患牙牙冠及牙根有足够的脱位空间,需用钻将患牙分割成几部分。如患牙牙根阻力不大,可使用近中分冠法解除邻牙阻力即可;如患牙牙根阻力较大,需在解除邻牙阻力的同时解除或减小患牙根部骨阻力,应使用正中分冠法,将患牙分成近中和远中两部分后再依次挺出。

3.水平阻生

高位水平阻生可采用正中分冠法拔除,先在患牙颊侧和远中增隙,用钻正中垂直切割牙冠至根分叉以下,将患牙分成近中和远中两部分,先挺出远中部分,再挺出近中部分。如果近中部分因邻牙阻挡不能被挺出,可在其釉牙骨质界处进行横断切割,将近中部分再切割成冠和根两部分,先取出冠部,再取出根部。

中、低位水平阻生通常邻牙阻力很大,首先需去除覆盖患牙牙冠的骨质,并在牙冠的颊侧及远中增隙以显露牙冠,再从牙冠最大周径处将其横断、分离,被分离的牙冠应上宽下窄,以利于取出。取出牙冠后再将其他部分挺出,如分离的牙冠无法整体取出,可再切割分块后取出,如牙根分叉较大时,需分根后依次拔除。

4.远中阻生

由于下颌升支对远中阻生患牙的阻力较大,必须通过去除患牙牙冠或远中部分牙冠,消除患牙远中阻力后,才能将患牙完全拔除;如果患牙牙根阻力较大时,可通过分根的方法解决。

5.倒置阻生

倒置阻生第三磨牙往往深埋在下颌骨及升支内,并与第二磨牙毗邻,拔除相当困难。首先去除覆盖患牙牙根上方的骨质,并在患牙牙根及牙冠周围增隙,然后沿患牙长轴方向分割患牙,最后将分割成块的患牙依次取出。如果患牙牙冠阻力较大时,可先分块取出牙根,再分块取出牙冠。

6.牙胚

因牙胚没有牙根,其周围均有大量的骨质,为减少创伤,可用钻仅去除牙胚𬌗面少量骨质,开窗显露牙胚,再将牙胚分切成几部分后分块取出即可。

五、上颌阻生第三磨牙拔除

上颌阻生第三磨牙与下颌阻生第三磨牙相比拔除难度低,拔除方法也有很多相同点,具体步骤如下。

(一)切口

由于上颌阻生第三磨牙的颊侧和远中没有重要解剖结构,而且无论是袋型切口或三角形切口(注意在缝合松弛切口时需要一定的手术技巧),其术后反应均较轻,因而除高位阻生患牙使用袋型切口外,为了获得良好的手术视野,低位或埋藏阻生患牙均可使用三角形切口。

切口起于上颌结节前面微偏颊侧,向前至第二磨牙的远中,再沿着第二和第一磨牙牙龈沟向前延伸,如选用三角形切口,可在第二磨牙近中或远中颊侧附加松弛切口。

(二)翻瓣

同下颌阻生牙拔除。但在分离腭侧瓣时要完全游离,范围要超过腭侧牙槽嵴,以免阻挡患牙的脱位。

(三)去骨、增隙

上颌骨质比较疏松,去骨时要注意尽量保存骨质,一般只需去除患牙颊侧和𬌗面的骨质,暴露牙冠即可。

(四)分牙、挺松、拔除

上颌第三磨牙垂直阻生约63%,远中阻生约25%,近中阻生约12%,其他位置极少。

由于上颌牙槽骨较疏松,弹性较大,因而拔除垂直和远中患牙时一般不需分牙,将牙挺插入患牙近颊侧牙周膜间隙,以牙槽嵴间隔为支点将患牙向远颊殆或颊殆方向挺出即可。操作时要注意施力的大小和方向,避免向上和向后使用暴力,因为如果患牙与周围骨质粘连严重或牙根阻力较大时,向后使用暴力可导致患牙远中牙槽骨或上颌结节折裂;如果向上用力插入牙挺时,挺刃未能进入患牙牙周间隙,而是直接作用于患牙,有可能将患牙推入上方的上颌窦或翼颌间隙。

当整体挺出患牙有困难时,需分析原因,如果是骨质粘连引起,可在患牙腭侧和远中去骨、增隙;如果是根阻力较大,可采用分根的方法解决;为避免将患牙推入上方,可将颊拉钩置于上颌结节后方,这既可感知作用力的方向,阻挡患牙向上方移位,还可通过抵挡产生的楔力使患牙向殆方脱位。

拔除近中阻生患牙时,由于第二磨牙限制了其向远中及殆方脱位,可采用磨冠法解除邻牙阻力后拔除;拔除水平阻生患牙时,需去除较多骨质后显露患牙,再将患牙分割成若干块后,分块拔除。

(五)清理牙槽窝与缝合

同下颌第三磨牙。因上颌第三磨牙根尖部贴近上颌窦,搔刮时要避免穿通上颌窦。

(六)术后医嘱

同下颌第三磨牙。由于上颌阻生牙拔除手术损伤小,术后恢复要比下颌阻生牙快,通常可以不用止痛药和抗生素。

六、阻生尖牙拔除

尖牙对牙殆系统的功能和美观甚为重要,故对其拔除应持慎重态度。术前应与口腔正畸医师商讨,如能通过手术助萌、正畸、移植等方法,则可不拔除。如决定拔除,术前要拍摄定位或 CT 片,确定患牙在牙槽骨中的位置、邻牙阻力、牙根形态和弯曲度,并确定与鼻底及上颌窦的关系。尖牙阻生好发于上颌,由于阻生下颌尖牙的处理方法基本与上颌一致,故本段仅讨论上颌阻生尖牙。

(一)切口及翻瓣

根据患牙位于颌骨的位置确定手术入路,通常患牙牙冠位于唇侧较位于腭侧或中央容易拔除。牙冠位于唇侧,选择唇侧入路;位于腭侧,则选择腭侧入路;位于中央,可以选择唇、腭两侧入路翻瓣。切口可选择袋型、三角形或梯形。如阻生位置高可采用牙槽嵴弧形切口。翻瓣方法同前。

(二)去骨

用钻磨除覆盖患牙牙冠的骨组织,显露牙冠最大周径。

（三）分割、拔除患牙

如果埋藏尖牙有牙囊滤泡包裹，则用牙挺挺出即可；如果骨阻力较大或牙根弯曲，难以整体挺出，则用钻在患牙牙冠最大周径处将牙冠横断，分别挺出牙冠和牙根。

（四）清理拔牙窝、缝合

同下颌第三磨牙，注意要彻底清除牙囊。

七、上颌前部埋藏多生牙拔除

上颌前部是多生牙的好发部位，埋藏多生牙常在替牙期因恒牙迟萌或错位行 X 线检查时被发现。埋藏多生牙除造成错𬌗畸形、邻牙牙根吸收、影响正畸治疗外，还是引发牙源性囊肿和肿瘤的原因，需及早拔除。拔除方法如下。

（一）麻醉

可选用局部浸润麻醉，对埋藏较深、位置较高的多生牙可采用眶下神经和鼻腭神经阻滞麻醉。儿童患者需配合镇静术方法。

（二）切口及翻瓣

多生牙位于牙弓或牙弓唇侧，可选择唇侧入路，采用袋形或三角形切口，对于埋藏位置较高、患牙大部分位于邻牙根尖上方、无论患牙偏向牙弓唇侧或腭侧均可选用牙槽突弧形切口。如位于牙弓腭侧，通常选用腭侧袋型切口。翻瓣方法同前。

（三）去骨、显露患牙

同上颌阻生尖牙，需注意保护邻牙。

（四）挺出患牙

同阻生尖牙。

（五）清理牙槽窝及缝合

同阻生尖牙。

八、其他埋藏阻生牙的拔除

除上述介绍的常见阻生牙，还有上颌前磨牙、上颌切牙阻生等，如果不能通过手术助萌、正畸、移植等方法恢复其在牙弓内的位置，则应将其拔除。

同上颌前部埋藏多生牙一样，埋藏阻生牙拔除的关键是术前通过影像学确定患牙在颌骨内的位置，从而决定手术入路、去骨部位、去骨量及分割患牙的部位,合理解除拔牙阻力,避免损伤邻牙及重要解剖结构。具体拔除同上。

九、超声刀在阻生牙拔除术中的应用

(一)超声刀的结构组成

口腔科的超声骨刀主要用于齿槽外科手术,由主机及冷却水支架(水瓶支撑杆)、冷却水管(另配)、手柄支架、手柄、工作头、连接线、脚控制踏板等附件组成(图 5-1)。

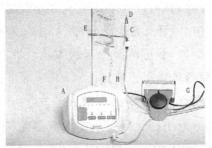

A.主机;B.连接线;C.手柄;D.工作头;E.支撑杆;F.冷却水管;G.脚控连接线

图 5-1　超声骨刀

1.附件

超声骨刀附件中需要灭菌的是手柄、工作头、手柄连接线和冷却水管。冷却水管以一次性使用为佳,手术冷却用水为无菌生理盐水;手柄连接线不耐高温,使用时可用一次性无菌器械护套保护。超声骨刀工作头凹槽多,清洗时宜用硬度适宜的尼龙刷刷洗,避免超声清洗,工作头支架需同时清洗后随同工作头包装,物理灭菌(图 5-2、图 5-3)。

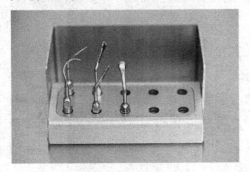

图 5-2　工作头

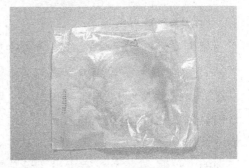

图 5-3　冷却水管

2.主机

主机及冷却水支架用对金属无腐蚀性的中效以上消毒剂擦拭消毒,机器表

面不防水,擦拭不宜过湿。

(二)超声骨刀的应用

超声骨刀利用高强度聚焦超声技术,通过特殊转换装置,将电能转化为机械能,经高频超声震荡,使所接触的组织细胞内的水汽化、蛋白氢键断裂,从而将需要切割的骨组织彻底破坏。由于该高强度聚焦超声波只对特定硬度的骨组织具有破坏作用,不仅不会破坏到血管和神经组织,还能对手术伤口起到止血的作用,进一步缩小微创手术的创口,极大地提高手术的精确性、可靠性和安全性。

在智牙预防性拔除中,翻开弧形黏骨膜瓣后,使用超声骨刀在智牙牙冠相应的骨组织上划一个圆形切口,即可将圆形骨板取出。而骨板下方的智牙牙囊并未受到损伤,故可将智牙及牙囊完整取出。

超声骨刀具有以下优点:①微小振幅($100\sim300~\mu m$),极大切割加速度(约$50~000$个重力加速度),旁振小,安全性好;②无高速旋转,相对于传统高速磨钻$6\sim10$万转/分的超高速,超声骨刀的零旋转或者$80\sim150$转/分的低速旋转对周围神经丛和血管丛威胁小得多,显著降低操作风险和难度,缓解术者术中的紧张度,初学者易掌握;③超声独特的止血效应,可促使微血管收缩,提高凝血酶的活性,使手术中的失血量大大减小,手术视野清晰;④切缘整齐,无劈裂,无灼伤,术后愈合快;⑤手柄轻小,操作方便灵活,可达到普通手术器械不能到达的部位;⑥适应性广泛等。

超声骨刀用于埋伏阻生智牙的拔除术,特别是上下颌埋伏较深或距上颌窦或距下牙槽神经管较近的智牙拔除,可避免损伤上颌窦黏膜和下牙槽神经管内的神经及血管,减少术中术后并发症的发生。附超声骨刀拔除智牙手术步骤(图 5-4)。

(三)超声骨刀的优势

超声骨刀是一种微幅振动,肉眼往往无法察觉,刀头与组织均匀接触,稳定而精确,同时又能将操作遗留的骨屑迅速带离术区,保持视野清晰,超声骨刀在操作过程所产生的热量非常少,加之冷却水形成的水雾能起到很好的降温作用,让创口温度始终保持在 42 ℃ 以下,通过水雾冲洗创口,让术野、创口都十分清晰,所以无需棉球止血。超声骨刀采用了三维可控超声振动技术,其对软组织的识别能力较强,在操作过程中可尽量避开软组织、血管和神经,减小副损伤。

超声骨刀拔除下颌水平位阻生智齿的优势:首先避开了传统的骨凿敲击拔牙法,减轻了患者的恐惧心理,其次超声骨刀有仰角涡轮机不能比的优势,就是骨刀的刀头有各种角度和弯度,可以从各个面进行操作,增隙,能在较为狭小的口腔内操作,对于个别有颞颌关节紊乱和张口度较小的患者有着明显的优势。超声骨刀手柄自带照明功能,医师操作能够看得更为清晰,并且超声骨刀具有较强的软组织识别能力,不会损伤牙龈及周围软组织。下颌水平低位阻生牙一般离神经管比较近,超声骨刀更为精细,分牙、去骨增隙更准确,能有效降低神经损伤。

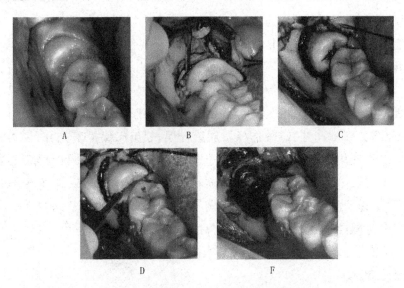

图 5-4 超声骨刀拔除智牙手术步骤

A.下颌右侧智齿近中倾斜阻生;B.用超声骨刀微创去除阻生智牙远中部分骨组织;C.去骨之后,可见整齐的截骨线;D.应超声骨刀纵向切割牙齿,术野清晰,并可以轻松地控制切割线;E.牙齿纵向截开、微创拔除牙齿之后,可见牙槽间隔和近中邻面牙槽嵴完整,骨损伤较小

第二节 拔牙的并发症

牙拔除术是口腔外科最基本的手术,但如果对其操作风险掉以轻心,或者缺乏足够的外科处理能力,就很可能发生各种并发症,给患者造成较大痛苦,甚至危险,因此充分了解拔牙并发症,并掌握其预防措施和对症处理的方法非常重要。

一、拔牙术中并发症

需要强调的是拔牙术中和术后各种并发症多为相互关联的,一般来说,只要遵循前述的各项原则,大多数并发症都是可以避免的,而不正确的操作或不合理的处理方式常会导致多种并发症同时出现,以下分类只是为了描述方便,而非彼此孤立发生。

(一)软组织损伤

1.损伤原因

软组织损伤包括软组织切割伤、穿刺伤和撕裂伤。切割伤主要是初学者在用刀切开软组织时由于支点不稳或对局部组织结构不熟使切口偏离了设计的方向,术者握持手术刀进、出口腔时,由于患者紧张、挣扎或术者紧张、疏忽而误伤口唇或舌体组织;穿刺伤主要由牙挺等尖锐器械滑脱引起;撕裂伤主要由术野显露不足、牙龈分离不充分、器械选择及放置错误、软组织保护不充分、暴力操作等原因造成。如使用钻磨切患牙时由于显露不足,钻可能卷磨撕裂软组织;在拔出患牙时由于牙龈分离不充分而造成粘连在患牙上的牙龈撕裂;放置牙钳时误夹牙龈;错误选择牙龈分离器翻瓣造成软组织瓣损伤;使用锐器进行操作时未能将软组织瓣完全阻挡在术区之外进行完善的保护;使用口镜时过度牵拉口角或使用暴力、不正确的牵拉方式造成口角、软组织瓣撕裂等。

2.预防措施

(1)切割伤的预防措施:使用手术刀时要精神集中;要有正确的支点;要减轻患者的紧张情绪,对严重的牙科畏惧症患者及不能配合的患儿要使用镇静措施,防止患者出现突然的反抗、挣扎。

(2)穿刺伤的预防措施:使用牙挺等尖锐器械时要有可靠的支点;能有效控制器械的操作力量和幅度;要有保护措施,即术者用一只手操作器械,用另外一只手的手指在作用支点的相对和邻近部位进行保护。

(3)撕裂伤的预防措施:制订合理的手术方案;根据术者经验选择合适的切口和翻瓣,以便充分显露术区;选择并能正确使用标准的拔牙器械;避免暴力操作;用颊拉钩、棉签(棉签较为脆弱,用力过大会折断)或用手指牵拉、保护组织。

3.处理原则

切割伤及穿刺伤应根据刺伤部位和程度做相应处理:表浅且没有明显出血的伤口无需处理;伤口较大或有明显出血时应缝合;舌部伤口应使用大针粗线做深层缝合;口底伤口一般窄而深,为利于引流、避免软组织深部出现血肿或感染等严重并发症,一般不予缝合,可压迫止血后观察;唇部及切口周围损伤应对位缝合;刺破大血管导致大量出血时需急诊手术探查结扎出血血管。

发生撕裂伤时,如伤口小并且通过牙龈牙槽骨复位等常规处理后,软组织附

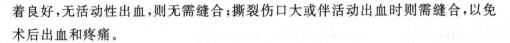

着良好,无活动性出血,则无需缝合;撕裂伤口大或伴活动出血时则需缝合,以免术后出血和疼痛。

(二)骨组织损伤

1.损伤原因

上、下颌前牙和前磨牙区唇颊侧牙槽骨板薄弱,使用牙挺时,如果以唇颊侧骨板作为支点,可能会导致局部骨组织损伤或唇颊侧骨板折裂;用牙钳拔除骨阻力较大的前牙及前磨牙时(特别是患牙根部与唇颊侧骨板发生粘连),如果使用暴力或过度的唇颊侧摇动力可引起粘连在患牙根部的牙槽骨骨折;拔除上颌第三磨牙时,因相邻的上颌结节骨质较薄弱,再加之中老年患者牙槽骨弹性降低,如果患牙牙根与牙槽骨粘连,可导致上颌结节或局部牙槽骨折裂并与患牙一同脱位;拔除下颌第三磨牙时,因舌侧骨板骨质较薄弱,如果患牙与舌侧骨板粘连,可导致舌侧骨板折裂。

2.预防措施

(1)防止前牙及前磨牙唇颊侧骨板损伤:使用牙挺时尽量避免以唇颊侧骨板作为支点;使用牙钳时避免使用暴力或过度的唇颊侧摇动力;拔除阻力较大的残根、断根或位置较深的断根、完全骨埋藏的残根时,为最大限度地保存牙槽嵴高度和厚度,应使用外科拔牙法。

(2)预防上颌结节及其局部牙槽骨损伤的方法:拔除骨阻力较大的上颌第三磨牙时应避免直接用牙挺向远中方向撬动;使用牙挺时尽量使用楔力并配合轻微的旋转力,待患牙松动后再向远颊殆或颊殆方向撬动脱位;使用牙钳拔除时应向颊腭向或远颊腭向摇动,可配合轻微的旋转力,使用力度和幅度要缓慢增加,不能使用暴力;如果发现需使用较大的力量才能拔除患牙时,应采用增隙、分根的方法。

(3)预防第三磨牙舌侧骨板损伤的方法:主要是通过分割患牙和/或牙根,充分去除骨阻力,避免暴力操作。

3.处理原则

由于前牙及前磨牙区牙槽骨损伤后常影响拔牙窝的愈合,导致局部牙槽嵴狭窄或低平,不利于种植或义齿修复。所以,当损伤折裂的骨片与黏膜仍附着紧密,可在处理牙槽窝时将骨片复位,任其自行愈合。如果骨片较小并且部分游离,应小心夹持骨片,仔细剥离去除。

上颌结节和下颌舌侧骨板的损伤一般不会对牙槽窝的愈合造成明显影响,只需去除折裂的骨块即可,但需仔细剥离附着在折裂骨块表面的黏膜、肌肉等软组织,避免盲目暴力操作导致局部牙龈黏膜甚至硬软腭、咽侧壁软组织撕裂。如有软组织撕裂应及时复位缝合,以免术后疼痛出血。

出现骨质折裂损伤的拔牙窝往往会出现过锐的骨壁或突出的骨尖,应用手指触诊仔细检查,如有可用骨挫或钻头等工具将其去除,避免术后刺破黏膜导致局部疼痛不适。

(三)牙或断根移位

1.移位原因

牙或牙根的移位与相应部位解剖结构特点紧密相关,临床最常见的移位情况:上颌前磨牙、磨牙牙根进入上颌窦;下颌第三磨牙或牙根进入下颌舌侧或翼颌间隙;上、下颌前牙牙根进入唇侧黏骨膜下间隙;低位阻生上颌第三磨牙或牙根进入颞下间隙,下颌磨牙牙根进入下颌管,上颌前牙区埋伏牙进入鼻腔。

2.预防方法

术前需进行 X 线检查,如发现患牙根方骨组织薄弱或缺如时应设计合理的拔牙方式;由于患牙或断根移位往往是在视野不清、盲目操作的状况下引起的,所以清晰的术野是避免患牙或断根移位的最好方法;掌握正确的操作方法,选择薄而锐的牙挺挺刃,插入牙挺时要沿着患牙或断根牙周间隙楔入(如果间隙不清可用钻增隙),避免将力量作用到患牙上,避免暴力操作,避免向根方用力;由于临床最常见的是断根移位,因而在拔除患牙时应尽量避免断根,如发生断根且位置较深时,应采用外科方法拔除。

3.处理原则

发生患牙或断根移位时应立刻停止盲目操作,首先通过临床和影像学检查确定移位患牙或牙根的位置,根据检查结果制订手术计划。由于患牙一般是由较浅的部位向深部移动,所以设计的软组织瓣应足够大。手术时需用吸引器吸净术区的血液和唾液,必要时可去除局部部分骨质,以便能够清楚显露移位的牙或牙根,显露患牙后可直接用吸引器吸引取出,或用合适的工具稳定夹持,轻柔剥离周围组织后取出。缺乏手术经验的基层医疗单位遇到该情况时,应及时将患者转送至上级医院进行处理,以免因盲目操使移位的患牙进入更深的组织间隙,或造成更大的创伤。

(四)口腔上颌窦穿通

1.穿通原因

上颌窦变异较大,部分患者窦腔底部与上颌磨牙紧密相邻,为这些患者拔牙

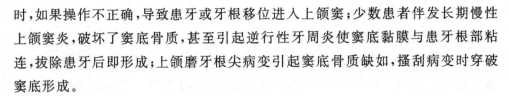

时,如果操作不正确,导致患牙或牙根移位进入上颌窦;少数患者伴发长期慢性上颌窦炎,破坏了窦底骨质,甚至引起逆行性牙周炎使窦底黏膜与患牙根部粘连,拔除患牙后即形成;上颌磨牙根尖病变引起窦底骨质缺如,搔刮病变时穿破窦底形成。

2.预防方法

预防患牙或牙根移位进入上颌窦的方法如前所述;如拔除根分叉较大且上颌窦底骨质缺如的上颌磨牙时,最好选用外科拔牙法;搔刮上颌窦底骨质薄弱或缺如的牙槽窝时应选用正确的搔刮方式和方法。

3.处理原则

一旦发生穿通,应视不同情况给予相应处理:小的穿孔(直径 2 mm 左右,通常是单个牙根根尖部位的穿通),常规处理拔牙窝后,用可吸收材料(数字纱布或止泰海绵)放入牙槽窝底部,即可依靠牙槽窝内形成的血块机化隔离口腔和上颌窦,使穿通伤口愈合;中等大小穿孔(直径 2～6 mm),可先用可吸收材料衬底,再在创口表面打包缝合碘仿条,注意不要将碘仿条加压填入牙槽窝,以避免影响牙槽窝血块的正常形成和机化;较大的穿孔(直径＞6 mm),先用可吸收材料衬底,再做松弛切口,在无张力的情况下相对缝合颊腭侧牙龈,关闭伤口。术后嘱患者切忌鼻腔鼓气、吸食饮料、吸烟,避免强力喷嚏,用滴鼻剂滴鼻,可口服抗生素3～5天,术后 10 天拆除缝合线。如上颌窦炎伴随口腔上颌窦穿通时,应保留拔牙窝引流口,充分引流上颌窦内分泌物,并辅以适当的抗生素治疗,待上颌窦炎症消退后,再设计黏膜瓣封闭穿通瘘口。

(五)神经损伤

拔牙导致的神经损伤主要包括下牙槽神经、舌神经和颏神经损伤,鼻腭神经和颊神经也可能在翻瓣时损伤,但因恢复迅速且无明显感觉异常,均无需特殊处理。

1.损伤原因

下牙槽神经损伤常见于下颌第三磨牙拔除,偶见于下颌磨牙或前磨牙拔除,其原因是患牙牙根与下颌管关系紧密,拔除患牙时因操作不当导致牙根移位、骨质塌陷压迫神经,或使用尖锐器械、切割钻误伤神经。舌神经损伤原因包括下颌第三磨牙拔除的远中切口过于靠近舌侧、暴力操作导致舌侧骨板折裂、钻头等锐利器械穿透舌侧骨板等。颏神经损伤主要发生于下颌前磨牙颊侧黏膜的切开、翻瓣、暴力牵拉及用钻去骨时误伤。

2.预防方法

术前通过 X 线检查观察牙根形态及其与下颌管关系,必要时可使用 CT 或 CBCT 以便更加准确地了解局部信息,操作时应根据影像学资料设计显露方式,合理去除各种阻力,使用合适器械使牙根能按其长轴方向脱位,避免暴力操作。

3.处理原则

如果有牙根移位、骨质塌陷压迫神经,则尽早手术去除压迫,术后使用激素和神经营养药;其他原因导致的神经损伤处理方法包括早期(1～2 周)应用糖皮质激素以抑制组织肿胀,配合使用较长一段时间(1～3 个月)的维生素 B_1、维生素 B_6、维生素 B_{12} 和地巴唑等,也可使用理疗促进神经恢复。

(六)术中出血

1.出血原因

切开翻瓣时误伤血管(如下颌第三磨牙远中磨牙后垫区、颏血管神经束、腭大血管神经束、鼻腭血管神经束等),拔牙操作时激惹牙周、根尖等部位的慢性炎性肉芽组织,使用钻切割骨质时引起颌骨内滋养血管破裂出血(如下颌血管神经束、第三磨牙远中滋养动脉等),患者患有全身出血性疾病(如高血压、各种血液性疾病等)。

2.预防方法

掌握术区的解剖结构特点,切开翻瓣时避开血管神经束区(如下颌第三磨牙远中切口避免靠近舌侧),设计的切口应避开颏孔区、腭大血管神经束区、鼻腭孔区等);拔牙操作时尽量避免激惹牙周、根尖等部位的慢性炎性肉芽组织,留待患牙拔除后处理;使用切割钻时要尽量在患牙内或沿着患牙周围进行,在危险区域操作时,要尽量少去骨,可较多地磨除患牙组织;处理全身出血性疾病的患者时,术前要详细了解患者病史,掌握好拔牙适应证和禁忌证,并积极采取相应的术前处置方法(使用控制血压药物、凝血药物或输血等)。术中应尽量减少创伤,对需拔除多个患牙的患者应分次拔除,尽量缩短手术时间。

3.处理原则

如果因切开时误伤血管,应及时对切开的软组织进行分离、翻瓣,术中使用吸引器及时吸净创口渗血,对明显的出血点可用血管钳钳夹止血,拔除患牙后,伤口缝合止血;如果因激惹牙周、根尖等部位的慢性炎性肉芽组织引起,应用吸引器及时吸净渗血和唾液,保持术野清晰,尽快拔除患牙后搔刮去净肉芽组织(拔除位置较深的残根时应尽快使用外科拔牙方法);当使用钻头导致牙槽骨滋养血管出血时应根据患牙状况分别处理,如果患牙可在较短的时间内拔除,则使用吸引器吸净术区的血液、唾液等,在保持术野清晰的情况下,尽快拔除患牙,如果术中出血很快,术野受影响,而患牙在短时间内难以拔除时,应停止拔牙,止血后再实施拔牙操作;对因患有全身出血性疾病的患者应在保持术野清晰的状况下,尽快拔除患牙,拔牙后局部使用止血药物。

(七)邻牙或对颌牙损伤

1.原因

术者未重视和未严格执行拔牙器械的选择和使用原则;未充分去除邻牙阻力、牙挺以邻牙为支点、牙钳钳喙太宽或放置牙钳时钳喙长轴未与患牙长轴平行而误伤邻牙,以及使用暴力牵引患牙脱位而损伤健康邻牙或对颌牙等;邻牙有修复体或较大范围龋坏等情况时,容易出现修复体脱落或者残冠崩裂。

2.预防方法

严格执行标准拔牙器械的选择和使用原则;在拔牙时用左手实施保护是防止邻牙或对颌牙损伤最有效的方法;术前仔细检查邻牙,如发现邻牙本身有缺陷时应制订对策并向患者及时说明,获得患者理解后再实施拔牙。

3.处理原则

邻牙牙冠崩裂或充填物脱落可先暂时修复,待拔牙创愈合后再整体设计永久性修复;邻牙松动者可适当降低咬合,必要时可辅助结扎固定,待其愈合;损伤牙为活髓牙时,术后定期检查牙髓情况,必要时行牙髓治疗。

(八)颞下颌关节脱位、损伤及下颌骨骨折

1.原因

使用传统的劈冠拔牙方法;术中暴力操作,如在拔除阻力较大的下颌磨牙时,在没有去除阻力的情况下,暴力使用牙钳或牙挺;患者本身原因:年老体弱患者导致颞下颌关节易发生脱位或损伤、患者患有全身性骨代谢疾病、埋藏阻生牙位置过深导致局部骨质强度减弱。

2.预防方法

避免使用传统的拔牙方法;选择合适的拔牙器械,操作要规范,动作要轻柔,避免使用暴力;尽量使用钻对患牙进行增隙、分牙,充分消除阻力后再分块拔除;术中可用橡胶咬合垫辅助患者张口,并尽量缩短拔牙时间等。

3.处理原则

对脱位的关节应及时复位,用绷带包扎、固定 2 周;造成关节损伤的可局部

热敷、理疗；引起下颌骨骨折的可根据情况行颌间固定或内固定。

二、拔牙术后并发症

(一)拔牙术后出血

拔牙术后出血可分为原发性出血和继发性出血。原发性出血为拔牙后当天出血未停止，继发性出血为拔牙当天出血已停止，以后因各种因素引发的出血。局部检查常见到拔牙伤口表面有高出牙槽窝的松软血凝块伴随周围出血。

1.出血原因

(1)局部因素：软组织撕裂，牙槽窝内炎性肉芽组织残留，牙槽骨内小血管破裂，牙槽骨骨折，牙槽窝血凝块脱落等。

(2)全身因素：患者患有凝血功能异常等血液性疾病，心血管疾病或长期口服抗凝药物等。

2.预防方法

有出血倾向的患者拔牙后可及时给予缝合或用止血材料填塞后缝合；如发现患者在拔牙过程中渗血较多，拔牙后应给予缝合或填塞止血。

3.处理方法

局部麻醉后将血凝块用棉签轻轻拭去，并吸净口腔内唾液和血液，检查出血点，如出血来自牙槽窝周围软组织，可将两侧牙龈做水平褥式或8字交叉缝合止血；如出血来自牙槽窝内骨壁，可用止血材料或碘仿纱条加压填塞止血，如能配合缝合两侧牙龈，则止血效果更佳。

有一种情况是拔牙导致牙槽骨折裂引起出血，术后未填塞止血材料而仅将牙龈严密缝合，牙槽窝内出血渗入到颌周间隙，表现为明显组织肿胀伴剧烈疼痛，此时应拆除部分缝线，建立牙槽窝引流口，避免组织内部压力继续增大，并辅以抗生素治疗，防止产生深部血肿导致严重的间隙感染。

(二)拔牙术后疼痛、肿胀及感染

拔牙术后疼痛、肿胀、感染等常见并发症属于机体对拔牙创伤的生理反应及其继发过程，此三者是相互关联的，并且都可能导致张口受限，故在此一并叙述。

1.疼痛原因

术后当天疼痛主要为拔牙创伤破坏牙槽窝及相邻组织神经末梢所致；术后中期疼痛为机体创伤应激炎症反应导致的肿胀和局部组织压力增高引起；拔牙3天后疼痛可能是牙槽窝血凝块脱落或局部感染导致的干槽症或软组织炎症未能控制，发展为间隙感染。

2.预防方法

严格遵守无菌操作理念,尽量减小拔牙创伤,下颌切口尽量选用袋型瓣(三角形切口术后易在前颊部出现肿胀)、切口和翻瓣不要靠近舌侧(避免激惹颞肌深部肌腱下段和翼内肌前部产生反射性肌痉挛而引起术后开口困难)、切口不要越过移行沟底、缝合不要过紧(有利渗出物的排出)、术后冷敷等,使用类固醇激素、抗生素、非甾体抗炎药等药物。

3.处理方法

应根据疼痛原因选择恰当的治疗方法:术后当天疼痛可口服非甾体抗炎药;因局部软组织感染引起应首先处理局部感染,配合使用抗生素和非甾体抗炎药;因干槽症导致应主要处理干槽症。

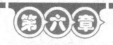

常见牙畸形的矫治

第一节 牙列拥挤

牙列拥挤主要是由于牙量、骨量不调,牙量大于骨量,即牙弓长度不足以容纳牙弓中全部牙齿而引起。拥挤不仅出现在Ⅰ类错𬌗畸形中,各类错𬌗畸形中都可出现拥挤,占错𬌗畸形的 60%～70%,表现出牙齿错位、低位、倾斜、扭转、埋伏,阻生或重叠等。而上下牙-牙槽前突则可视为牙列拥挤的一种前牙代偿性排列,本节讨论的重点为矢状向关系为Ⅰ类的牙列拥挤的矫治。

牙列拥挤除牙齿排列不齐、影响功能和美观外,还常常导致龋齿、牙周病及颞下颌关节异常的发生,并影响心理、精神健康。一般而言,临床上可以把牙列拥挤分为单纯拥挤和复杂拥挤两类,以便于在治疗中制订计划和估计预后。单纯拥挤是指由于牙体过大、乳牙早失、后牙前移、替牙障碍等原因造成牙量与骨量不调(牙量过大或牙槽弓量不足)所致的拥挤。单纯拥挤可视为牙性错𬌗,一般不伴有颌骨与牙弓关系不调,面型基本正常,也没有肌肉及咬合功能的异常和障碍。复杂拥挤除由于牙量、骨量不调造成的拥挤外,还存在牙弓及颌骨发育不平衡,有异常的口颌系统功能障碍失调,并影响患者的面型。

一、牙列拥挤的病因

造成牙列拥挤的原因是牙量、骨量不调,牙量(牙齿总宽度)相对大,骨量(牙槽弓总长度)相对小,牙弓长度不足以容纳牙弓中的全部牙齿。牙量、骨量不调主要受遗传和环境因素的影响。

(一)进化因素

人类演化过程中咀嚼器官表现出退化、减弱的趋势。咀嚼器官的减弱以肌肉最快,骨骼次之,牙齿最慢,这种不平衡的退化构成了人类牙齿拥挤的种族演化背景。

(二)遗传及先天因素

颌骨的大小、形态和位置及相互关系在很大程度上受遗传因素的影响,这也是家族中有类似牙列拥挤的患者在非拔牙矫治后易复发的原因。此外,先天因素在颌骨的生长发育过程中,对其形态的形成也有十分重要的影响。凡是影响出生前胚胎期发育的因素,如母体营养、药物、外伤和感染等都会影响后天颌骨、牙及牙槽骨的发育,导致牙列拥挤畸形。牙齿大小、形态异常,通常有遗传背景。过大牙、多生牙常造成牙列拥挤。

(三)环境因素

乳恒牙替换障碍是导致牙列拥挤的一个重要因素。

1.乳牙早失

乳牙因龋齿、外伤等原因过早丧失或拔除,后继恒牙尚未萌出,可造成邻牙移位,导致缺隙缩小,以致恒牙错位萌出或阻生埋伏,形成牙列拥挤。特别是第二乳磨牙早失造成第一恒磨牙前移,将导致牙弓长度减小,恒牙萌出因间隙不足而发生拥挤。

2.乳牙滞留

乳牙因牙髓或牙周组织炎症继发根尖周病变时,引起牙根吸收障碍(牙根部分吸收或完全不吸收,甚至与牙槽骨发生固着性粘连形成乳牙滞留)。乳牙滞留占据牙弓位置,使后继恒牙错位萌出发生拥挤。

3.牙萌出顺序异常

牙齿萌出顺序异常是导致牙列拥挤等错𬌗的常见原因。例如,第二恒磨牙比前磨牙或尖牙早萌,第一恒磨牙近中移位,缩短了牙弓长度造成后萌的牙齿因间隙不足而发生拥挤错位。

4.咀嚼功能不足

食物结构也对牙量、骨量不调产生影响。长期食用精细、柔软的食物引起咀嚼功能不足,导致牙槽及颌骨发育不足、牙齿磨耗不足而出现拥挤。

5.肌功能异常

口唇颊肌的肌功能异常,如吮唇、弄舌、下唇肌紧张等均可导致牙列拥挤,以及拥挤矫治后的复发。

二、牙列拥挤的诊断

(一)牙列拥挤分度

牙弓应有弧形长度与牙弓现有弧形长度之差或必需间隙与可利用间隙之

差,可分为以下几种。

(1)轻度拥挤(Ⅰ度拥挤):牙弓中存在 2~4 mm 的拥挤。

(2)中度拥挤(Ⅱ度拥挤):牙弓拥挤在 4~8 mm。

(3)重度拥挤(Ⅲ度拥挤):牙弓拥挤超过 8 mm。

(二)单纯性牙列拥挤的诊断

全面的口腔检查,并结合 X 线头影测量,模型分析及颜面美学(特别是面部软组织侧貌,即上下唇与审美平面的关系,鼻唇角的大小)是正确诊断的基础。通过 X 线头影测量,结合模型测量可排除骨性畸形的存在,从而区分单纯拥挤和复杂拥挤并计测出拥挤度。在模型计测中,除牙不调量(拥挤量)的计测外,还应加入 Spee 曲线曲度,切牙唇倾度等因素的评估,即牙弓内所需间隙=拥挤度+整平 Spee 曲线所需间隙+矫治切牙倾斜度所需间隙等。

一般而言,牙弓整平 1 mm,需要 1 mm 间隙;切牙唇倾 1 mm,则可提供 2 mm 间隙。此外,Bolton 指数的计测可了解上下颌牙量比是否协调,明确牙量不调的部位;Howes 分析可以确定患者的根尖基骨是否能容纳所有牙齿;并以此全面预测其切牙及磨牙重新定位的可能位置及关系,预测牙弓形态改变及支抗设置时可能获得的间隙量。而头影测量结合颜面及肌功能运动分析,则可以判断肌肉及咬合功能是否异常,特别是唇的长短、形态、位置和肌张力是否能容纳牙排齐后的牙弓空间变化量,是否能达到较满意的面容,这对治疗预后是非常重要的。最后,综合分析决定用非拔牙还是拔牙矫治。在临床中对拥挤的治疗,关键在于确定是否拔牙。

(三)复杂拥挤的诊断

复杂牙列拥挤是指合并有牙弓及颌骨发育不平衡,唇舌功能异常或咬合功能障碍失调的牙列拥挤畸形。

在这类拥挤中,除由于牙量、骨量不调可造成牙列拥挤外,颌骨生长发育异常导致的牙齿代偿移位,更加重了拥挤程度。因此,在诊断中首先应确定治疗骨骼发育异常对拥挤的影响及预测生长可能导致的进一步拥挤。结合模型使用 X 线头测量分析,特别是 Tweed-Merrifield 的间隙总量分析法、Steiner 的臂章分析和综合计测评估表,以及 Ricketts 的治疗目标直观预测,对这类拥挤的诊断和治疗设计很有帮助。

三、牙列拥挤的矫治

(一)单纯性牙列拥挤的矫治原则

牙列拥挤的病理机制是牙量、骨量(可利用牙弓长度)不调,一般表现为牙量相对较大,而骨量相对较小。因此,牙列拥挤的矫治原则是减少牙量或(及)增加骨量,使牙量与骨量基本达到平衡。

1.减少牙量的方法

(1)减少牙齿的宽度,即邻面去釉。

(2)拔牙。

(3)矫治扭转的后牙可获得一定量的间隙。

2.增加骨量的方法

(1)扩大牙弓宽度。

(2)扩展牙弓长度,如推磨牙向远中。

(3)功能性矫治器,如唇挡、颊屏等,刺激颌骨及牙槽的生长。

(4)外科手术延长或刺激颌骨的生长,如下颌体 L 形延长术、牵张成骨术等可增加骨量。

在制订矫治计划时应对病例做出全面分析,决定采用减少牙量或增加牙弓长度或两者皆用的矫治方案。一般而言,单纯拥挤的病例,轻度拥挤采用扩大牙弓的方法,重度拥挤采用拔牙矫治,中度拥挤可拔牙也可不拔牙的边缘病例应结合颌面部软硬组织的形态、特征及切牙最终位置的控制和家属的意见,严格掌握适应证,选择合适的方法,也可不拔牙矫治。

(二)不拔牙矫治

对轻度拥挤或一些边缘病例,甚至中度拥挤者,通过扩大牙弓长度和宽度及邻面去釉等以提供间隙解除拥挤,恢复切牙唇倾度和改善面型。但扩弓是有限的,应注意扩弓的稳定性,其横向扩弓量一般最大不超过 3 mm(图 6-1),特别是原发性拥挤(指遗传因素所致)扩弓的预后不如继发性拥挤(环境因素引起的拥挤)的效果好。

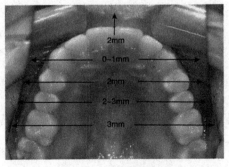

图 6-1 牙弓的扩大量

(1)扩大牙弓弧形长度:切牙唇向移动,适于切牙较舌倾,覆𬌗较深,上下颌骨与牙槽骨无前突、唇形平坦的病例。多采用固定矫治器,也可用活动矫治器及唇挡等。

固定矫治器:其方法是在牙齿上黏着托槽,用高弹性的标准弓丝(0.36 mm,0.4 mm,β-钛丝)或设计多曲弓丝,或加Ω曲使弓丝前部与切牙唇面部离开1~2 mm间隙,将弓丝结扎入托槽内;每次加力逐渐打开Ω曲;对内倾性深覆𬌗的病例,可用摇椅形弓丝,上颌加大Spee曲线,或多用途弓,将内倾的切牙长轴直立,同时增加了牙弓长度,达到矫治拥挤的目的。

活动矫治器:用活动矫治器时,在前牙放置双曲舌簧推切牙唇向移动排齐前牙。切牙切端唇向移动1 mm,可获得2 mm间隙,较直立的下切牙唇间移动超过2 mm,可导致拥挤的复发。这是因为唇向移动的切牙占据了唇的空间位置,唇肌压力直接作用在下切牙的唇面的结果。临床中,下切牙的拥挤是最常见的错𬌗畸形。据报道,对15~50岁(白人)人群的研究结果表明:下切牙无拥挤及拥挤度在2 mm以内者占50%,中度拥挤(拥挤度在4 mm以上)者占23%,严重拥挤为17%。下切牙的拥挤随年龄增加而增加(有些正常𬌗也发生拥挤)且主要发生在成人早期,第三磨牙的萌出与拥挤增加是否相关尚有争议,有学者认为可能是多因素(包括种族、年龄、性别,以及第三磨牙的存在等)所致,但还应进一步研究。下前牙拥挤矫治后容易复发且很普遍,复发原因是多种混合因素作用的结果。尤其是下前牙区,嵴上纤维组织对矫治旋转的复发有重要作用。除口周肌肉作用外,还包括矫治计划、牙齿的生理性移动、牙周组织的健康、咬合、唇张力过大等,建议下前牙拥挤矫治后戴固位器至成年初期以保持治疗效果。

唇挡:传统常用于增加磨牙支抗,保持牙弓长度,矫治不良习惯等。现代正畸临床中对替牙期或恒牙列早期可用唇挡矫治轻到中度牙列拥挤,多用于下颌,也可用于上颌;既可单独作为矫治器使用,也可与固定矫治器联合使用。

唇挡常用直径为1.14 mm(0.045英寸)的不锈钢丝制成。两端延伸至第一恒磨牙并于带环颊面管近中形成停止曲,以便调整唇挡位置,末端插入颊面管。唇挡大致分为有屏唇挡和无屏唇挡(有屏唇挡于两侧尖牙间制作自凝塑胶屏,无屏唇挡则于不锈钢丝上套制的一塑料管),以及多曲唇挡(图6-2)。多曲唇挡的制作方法:用直径1 mm的不锈钢丝从上下颌两侧尖牙间形成前牙垂直曲和前磨牙区的调节曲,上颌前牙垂直曲高7~8 mm,宽4~5 mm共4个或6个曲(避开唇系带);下颌前牙区在尖牙区形成高5~6 mm,宽3~4 mm的垂直曲,前牙区可形成连续波浪状;前磨牙区的调节曲高、宽均为3~4 mm。前牙垂直曲和调

节曲的底部应在一个平面上,在紧靠颊面管前形成内收弯作为阻止点。唇挡及其延伸部分将唇颊肌与牙齿隔开,消除了唇颊部异常肌压力,而舌肌直接作用于牙齿和牙槽上,从而对切牙唇向扩展(切牙每年前移 1.4 mm,切牙不齐指数每年减少 2.2 mm),牙弓宽度的扩展(有屏唇挡磨牙间宽度增加每年 4.2 mm,特别是前磨牙间宽度增加最明显:扩展 3|3 2.5 mm,4|4 4.5 mm,5|5 5.5 mm),由于唇挡位于口腔前庭,迫使唇肌压力不再直接作用于前牙,而是通过唇挡传至磨牙。唇肌作用在唇挡上的压力为100~300 g,测得唇挡作用在下磨牙的力在休息状态下为 85 g,下唇收缩时的最大力值为 575 g,一般自然状态下 1.68 g 的力即可使牙齿移动,因此,唇挡可产生推磨牙向远中、直立或整体移动(2 mm 左右)。同时唇挡伸至前庭沟牵张黏骨膜,刺激骨膜转折处骨细胞活跃,骨质增生。用唇挡矫治牙列拥挤可获得4~8 mm间隙,因此,唇挡是早期解除轻到中度拥挤的一种有效方法,为牙列拥挤的早期非拔牙治疗提供了一条新思路。

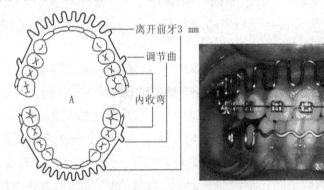

图 6-2　丝弓式唇挡

唇挡的形态、位置及与唇部接触面积等因素对切牙的作用影响很大。一般唇挡置于切牙的龈 1/3 且离牙面和牙槽2~3 mm;后牙为 4~5 mm。唇挡应全天戴用,必须提醒患者经常闭唇,以便发挥唇挡之功效,1 个月复诊 1 次,并进行必要的调节。对拥挤的病例建议用有屏或多曲唇挡更为妥当。因为,有屏唇挡与唇部接触面积大,唇挡受力也大,从而对牙的作用越大,疗效更好。

(2)局部开展:对个别牙错位拥挤的病例,可在拥挤牙部位相邻牙齿之间用螺旋推簧进行局部间隙开拓,排齐错位牙,注意增强支抗(图 6-3)。

(3)宽度的扩展:牙列拥挤的患者牙弓宽度比无拥挤者狭窄,采用扩大基骨和牙弓宽度的方法可获得一定间隙供拥挤错位的牙排齐并能保持效果的稳定。但是后牙宽度扩大超过 3 mm 效果不稳定,且可能有牙根穿破牙槽骨侧壁的危险。牙弓宽度的扩大有以下方法。

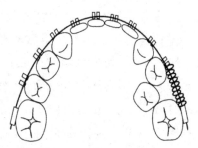

图 6-3　局部开拓间隙

　　功能性扩展:对轻度或中度牙列拥挤伴颌弓宽度不足者,可采用功能性扩展。多用功能调节器或下唇挡达到目的。牙弓外面的唇颊肌及其内面的舌体对牙弓-牙槽弓的生长发育及形态、牙齿的位置起着重要的调节和平衡作用。功能调节器(FR-Ⅰ)颊屏消除了颊肌对牙弓的压力并在舌体的作用下使牙弓的宽度增加。此外,唇挡、颊屏等对移行皱襞黏膜的牵张也可刺激牙槽骨的生长,建议采用此种方法通常需要从混合牙列中期开始治疗并持续到生长发育高峰期结束。

　　正畸扩展:扩弓矫治器加力使后牙颊向倾斜移动可导致牙弓宽度的增加。常用于牙弓狭窄的青少年及成人。扩弓治疗每侧可获 1～2 mm 间隙。常用唇侧固定矫治器:增加弓丝宽度、以一字形镍钛丝或等配合四眼圈簧(图 6-4)及其改良装置扩弓,同时排齐前牙;也可在主弓丝上配合直径 1.0 mm 不锈钢丝形成的扩大辅弓(如 Malligan 骑师弓);还可根据患者颌弓、牙弓大小、腭盖高度、需要扩大的部位及牙移动的数目选用不同形状、大小、数目的扩弓簧,放置在舌侧基托一定位置的活动矫治器,舌侧螺旋扩大器及附双曲舌簧扩大矫治器(图 6-5A～D)达到治疗目的。

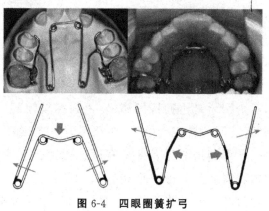

图 6-4　四眼圈簧扩弓

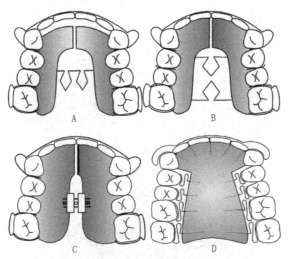

图 6-5 活动式扩弓装置

A、B.双菱形活动扩弓矫治器;C.螺簧式;D.舌簧扩弓矫治器

矫形扩展:上颌骨狭窄,生长发育期儿童(8~15 岁)通过打开腭中缝,使中缝结缔组织被牵张产生新的骨组织,增加基骨和牙弓的宽度,后牙弓宽度最多可达 12 mm(牙、骨效应各占 1/2),上牙弓周长增加 4 mm 以上,可保持 70% 左右的效果。患者年龄越小,新骨沉积越明显,效果越稳定。成年患者必要时配合颊侧骨皮质松解术。在生长发育期儿童腭中缝开展时,产生下颌牙直立,牙弓宽度增加的适应性变化;而有些病例应同时正畸扩大下牙弓,才能与上牙弓相适应。在腭开展治疗以后,停止加力,保持3~6 个月,让新骨在打开的腭中缝处沉积。去除开展器后更换成活动保持器,开展后复发倾向较明显,部分患者在未拆除扩展器时就会发生骨改变的复发,建议患者戴用保持器 4~6 年。腭中缝扩展分为:①快速腭中缝开展。每天将螺旋开大 0.5~1.0 mm,每天旋转 2 次,每次旋转 1/4 圈,连续 2~3 周,所施加的力最大可达 2 000~3 000 g,使腭中缝快速打开,可获得 10 mm 以上的开展量,其中骨变化 9 mm,牙变化 1 mm。快速腭中缝开展其矫形力的大小和施力速度超过了机体反应速度,学龄前儿童一般不能用重力开展,否则会并发鼻变形(呈弓形隆起),影响美观。②慢速腭中缝开展。加力慢、小,每周将螺旋打开 1 mm,(每周旋转 1~2 次,每次旋转 1/4 圈),产生 1 000~2 000 g 的力,在 2~3 个月逐渐打开腭中缝,可获及 10 mm 的开展量(骨、牙各 5 mm)。以较慢的速度打开腭中缝,腭中缝组织能较好地适应,近似于生理性反应,且效果两者基本相同,但慢速扩展较快速扩展更稳定。最常采用的方法是 Hyrax 扩弓矫治器(图 6-6)和 Hass 扩弓矫治器(图 6-7)。

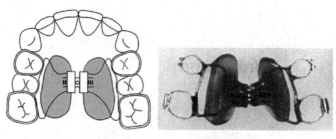

图 6-6　Hyrax 扩弓矫治器

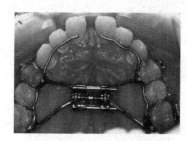

图 6-7　Hass 扩弓矫治器

推磨牙向远中移动。适应证：①上颌牙列轻、中度拥挤。②第二乳磨牙早失导致第一磨牙近中移动，磨牙呈轻远中关系。③上颌结节发育良好，第二恒磨牙未萌，且牙根已形成 1/2，无第三磨牙或拔除的患者。临床上多通过 X 线片显示第三磨牙形态，当第三磨牙形态位置基本正常时，拔除第二磨牙，将来以第三磨牙替位。磨牙远中移动常用的方法有以下几种。

Pendulum 矫治器：钟摆式矫治器，基本设计为 Nance 腭托增加支抗，及插入远移磨牙舌侧的弹簧（图 6-8）。

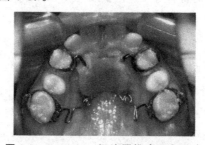

图 6-8　Pendulum 矫治器推磨牙向远中

Jones Jig 矫治器：Nance 腭托增强支抗，0.75 mm 颊侧活动臂钢丝，其远中附拉钩以及可自由滑动的近中拉钩，中间为镍钛螺旋弹簧。滑动拉钩在向后与第二前磨牙托槽结扎时压缩螺旋弹簧，产生 70～150 g 磨牙远移的推力，每月复诊一次（图 6-9）。

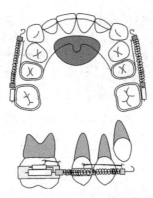

图 6-9　Jones Jig 矫治器

Distal Jet 矫治器:腭托管上安置滑动的固定锁,其内的滑动弓丝插入磨牙舌侧管,压缩弹簧产生磨牙远中整体移动的推力(图 6-10)。

Lupoli 矫治器:加力的螺钉焊接在前磨牙和磨牙带环上,压缩腭侧反折钢丝的螺旋产生推力并锁定。患者自行调节螺钉加力;方法为每天 2 次,每次 1/4 圈。优点:磨牙快速整体移动,能控制牙移动方向,基本无支抗丧失,效果稳定(图 6-11)。

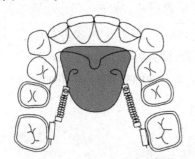

图 6-10　Distal Jet 矫治器

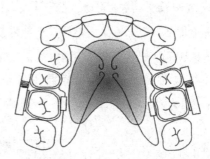

图 6-11　Lupoli 矫治器

磁斥力远移磨牙:用改良 Nance 腭托增加支抗,1.14 mm(0.045 英寸)不锈钢丝形成蛇形曲,曲的近中焊接在第一前磨牙带环唇侧,远中抵住磨牙带环颊面管近中,磁铁被分别用 0.014 英寸结扎丝紧扎固定在磨牙带环牵引钩近中和蛇形曲上,此时磁铁应相互接触产生 225 g 起始推力,形成蛇形曲的目的在于随着牙齿的移动,近中磁铁可在曲上向远中滑动,确保磁力的持续和恒定(图 6-12)。

Ⅱ类牵引推磨牙向远中:上颌弓丝上的滑动钩,并用约 100 gⅡ类颌间牵引推上磨牙向远中移动,但下颌用与锁槽沟大小密合的方丝弓以防止下切牙唇倾并保持牙弓宽度(图 6-13)。

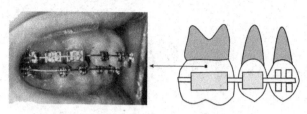

图 6-12　磁力矫治器及磁斥力远移磨牙

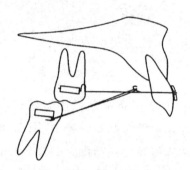

图 6-13　Ⅱ类牵引推磨牙向远中

螺旋弹簧推磨牙向远中：下颌磨牙因其解剖位置和下颌骨的结构特点，推磨牙向远中较难，其移动量取决于第二、第三磨牙是否存在。某些病例，可照 X 线片，如果 $\overline{8}$ 形态、位置基本正常或 $\overline{7}$ 不能保留，此时可拔除 $\overline{7}$ 以减少磨牙远移阻力，将来以 $\overline{8}$ 替位 $\overline{7}$。一般采用固定矫治器的磨牙后倾弯，螺旋弹簧（图 6-14），下唇挡等配合Ⅲ类颌间牵引，远移或直立下磨牙，防止下切牙前倾；还可采用多曲方丝弓（multi-loop edgewise arch wire，MEAW）技术。

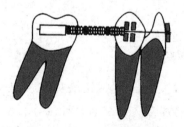

图 6-14　螺旋弹簧推磨牙向远中

活动矫治器：活动矫治器采用分裂簧或螺旋扩大器推磨牙向远中，其反作用力使切牙唇向移动（图 6-15A、B）。

口外弓推磨牙向远中：口外弓附螺旋弹簧配合口外牵引，12～14 h/d，300 g左右的力推磨牙向远中可获得较多的间隙，但应根据患者的面部垂直向发育调整牵引方向（图 6-16）。

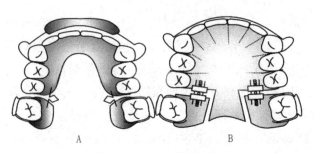

图 6-15　活动矫治器推磨牙向远中

A.分裂簧推磨牙向远中;B.扩大螺旋簧推磨牙向远中

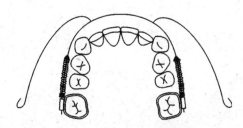

图 6-16　口外弓推磨牙

骨支抗推磨牙向远中:采用骨支抗力系移成人的下颌磨牙向远中,局麻下将微种植体植入下颌支前缘或下颌体(上颌颧牙槽嵴根部、腭部等)种植体与骨发生骨整合效应形成绝对骨支抗单位。如果第三磨牙存在应拔除,为磨牙远移提供间隙,采用固定矫治器平整,排齐牙齿后用硬的 0.018″×0.025″ 或 0.019″×0.025″不锈钢丝和螺旋弹簧推磨牙向远中,第一前磨牙与种植体紧结扎增强支抗,下颌第一磨牙向远中移动平均约 3.5 mm,最大可达 7.1 mm。

(4)邻面去釉:邻面去釉不同于传统的片磨或减径。此法一般是对第一恒磨牙之前的所有牙齿,而不是某一、两个或一组牙齿;邻面去除釉质的厚度仅为0.25 mm,而不是 1 mm 或更多;此外,两者使用的器械和治疗的程序也有区别。牙齿邻面釉质的厚度为 0.75～1.25 mm,同时邻面釉质存在正常的生理磨耗,这是邻面去釉法的解剖生理基础。在两个第一恒磨牙之间邻面去釉最多可获得5～6 mm 的牙弓间隙。

适应证:邻面去釉的适应证要严格掌握。主要针对:①轻中度拥挤,不宜拔牙的低角病例。②牙齿较大或上下牙弓牙齿大小比例失调。③口腔健康,少有龋坏。④成年患者。

治疗程序:邻面去釉须遵循正确的程序并规范临床操作。①固定矫治器排齐牙齿,使牙齿之间接触关系正确。②根据拥挤或前突的程度确定去釉的牙数,去釉的顺序从后向前。③使用粗分牙铜丝或开大螺旋弹簧,使牙齿的接触点分开,便于去釉操作;最先分开的牙齿多为第一恒磨牙和第二前磨牙。④使用涡轮弯机头,用细钻去除邻面 0.2～0.3 mm 釉质,再做外形修整,同时对两个牙齿的相邻面去釉;操作时在龈乳头方颊舌向置直径 0.51 mm(0.020 英寸)的钢丝,保护牙龈和颊、舌软组织,去釉面涂氟。⑤在弓丝上移动螺旋弹簧,将近中牙齿向去釉获得的间隙移动。复诊时近中牙齿的近中接触被分开,重复去釉操作(图 6-17)。⑥随着去釉的进行,牙齿逐渐后移,并与支抗牙结扎为一体。整个过程中不用拆除弓丝,当获得足够间隙后前牙能够排齐。⑦整个治疗时间 6～12 个月。

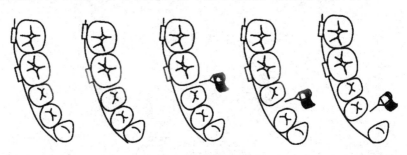

图 6-17　邻面去釉

(5)无托槽隐形矫治器:此种矫治器是 20 世纪开展的一种新的正牙技术,基本原理:牙齿移动时经过若干微小阶段才能达到最终位置。在牙移动的每个微小阶段精制一个新的透明塑胶托称排牙器,患者通过戴一系列排牙器,牙齿通过若干个微小移动,则可达到排齐的目的。

排牙器采用计算机辅助技术,通过扫描患者的研究模型,获得三维图像,通过 tooth shaper 软件、treat 等系列软件处理,得到操作程序化的有效治疗方案并提供有效治疗装置,必要时可进行修改得到最终治疗方案。正畸医师可给患者及家属演示治疗过程,使其对治疗进展、最终治疗结果和牙齿的移动情况进行直观的三维观察,医患之间进行交流,达到教育、激励增强患者信心的目的。一般而言,患者每14 天或按医嘱更换一副矫治器,1 个月复诊一次,直到牙齿排齐并进行固位。该方法最适用于轻度拥挤或拥挤的边缘病例,通过扩大牙弓排齐拥挤牙。此种矫治器美观、舒适、卫生,深受患者(特别是成人)的欢迎。但是,作为一种新的治疗方法,尚在进一步研究完善中。

(三)拔牙矫治

拔牙问题在诊断设计中是一个十分重要的问题,决定每一个患者是否拔牙、拔多少牙、拔哪些牙,以及拔牙设计是否正确,这将直接影响矫治效果,而拔牙设计取决于矫治设计的理念。由于早期 X 线头影测量技术尚未引入正畸,对生长发育的认识不足及正畸治疗的对象主要是生长期儿童患者。正畸之父 Angle 主张不拔牙(即保留全口牙齿),以确保矫治后牙齿排列整齐、美观和良好的口腔功能。后来,Tweed 研究证明,矫治时过度扩大牙弓,追求保留全口牙齿,则矫治后导致复发。20 世纪 20 年代 Begg 研究结果表明,原始人由于食物粗糙,牙齿在咬合面及邻面均发生磨耗,与现代人比较,原始成年人的牙列在近远中面磨耗量每侧大致相当于一个前磨牙的宽度。而现代人由于食物精细,导致咀嚼功能降低,表现出咀嚼器官不平衡退化,表现出牙量相对大于骨量,所以拔牙矫治逐渐为人们接受,到 20 世纪 70 年代拔牙病例占的百分比很高。20 世纪 80 年代对拔牙病例进行纵向回顾性研究发现,拔牙矫治并不能防止复发,特别是防止下前牙拥挤的复发,以及矫治技术的提高,检查诊断更加先进科学,设计更加严密;对一些有生长潜力的患者,即使有明显拥挤,也常采用不拔牙矫治达到理想的疗效。拔牙矫治还与医师的诊治水平、设计倾向及患者家属的意向有关。尽管如此,拔牙矫治应根据严谨的生理学基础:即咀嚼器官在颌骨、肌肉、牙齿等部位退化的不平衡因素,或口腔不良习惯作用下造成的骨量小于牙量以及不良习惯引起上下牙弓形态、大小或者牙弓与基骨形态、大小失调而造成上前牙前突,并且应严格遵循拔牙的普遍原则及方法。本节就相关问题叙述如下。

1.拔牙目的

牙列拥挤是最常见的错𬌗症状,正畸拔牙的主要目的是为解除拥挤和矫治牙弓前突提供足够的间隙,此外,上下牙弓的近远中关系不调,磨牙关系的调整通常也需要用拔牙的方法提供必要的间隙才可能达到目的。单纯牙列拥挤只涉及牙和牙槽,拔牙的主要目的是解除拥挤,是否拔牙主要根据拥挤的严重程度。一般而言,轻度拥挤采用扩大牙弓的方法;中度拥挤(多数)要拔牙,其中可拔牙可不拔牙的边缘病例结合面部软硬组织形态,选择合适的手段,能不拔牙的尽可能不拔牙,重度拥挤通常采用拔牙矫治。复杂拥挤拔牙的目的除消除牙列拥挤外,还要改善上下牙弓之间近远中关系不调和垂直不调,以掩饰颌骨畸形达到全面矫治牙颌畸形的目的。

2.考虑拔牙的因素

在诊断中通过模型和 X 线头颅侧位片进行全面分析。在决定拔牙方案时应考虑以下因素。

(1)牙齿拥挤度:每 1 mm 的拥挤,需要 1 mm 间隙消除。拥挤度越大,拔牙的可能性越大。

（2）牙弓突度：前突的切牙向舌（腭）侧移动，每内收 1 mm，需要 2 mm 的牙弓间隙。

（3）Spee 曲线的曲度：前牙深覆𬌗常伴有过大的 Spee 曲线，为了矫治前牙深覆𬌗，使 Spee 曲线变小或整平需要额外间隙。

（4）支抗设计：是拔牙病例必须考虑的首要问题。在矫治时应根据前牙数量、牙列拥挤量及磨牙关系调整等情况，严格控制磨牙前移量，采用强支抗（即后牙前移应控制在拔牙间隙的 1/4 以内），中度支抗（即矫治中允许后牙前移的距离为拔牙间隙的 1/4～1/2，弱支抗至少 1/2）。

（5）牙弓间宽度不调：上下牙弓间牙量不调或 Bolton 指数不调。在决定拔牙矫治时，除了考虑上述牙-牙槽因素外，面部软硬组织结构，特别是上下颌骨的形态，相互关系及其与牙槽间的协调关系等重要因素也需考虑。因为拔牙矫治既影响牙槽结构，也通过牙槽、牙弓变化影响面颌部的形态及其相互关系。这包括垂直不调和前后不调的程度。

垂直不调：垂直发育过度即高角病例拔牙标准可适当放宽，而垂直发育不足即低角病例拔牙应从严。其原因有三点：①下颌平面与下切牙间的补偿关系。多数高角病例颏部后缩，治疗时切牙宜直立，使鼻-唇-颏关系协调，轻直立的切牙还可代偿骨骼垂直不调，同时建立合适的切牙间形态和功能关系；反之，多数低角病例颏部前突，切牙应进行代偿性唇倾有利于面型和切牙功能。②拔牙间隙关闭的难易。高角病例咀嚼肌不发达，颌骨的骨密度低，咀嚼力弱；支抗磨牙易前移、伸长，关闭拔牙间隙较容易且磨牙的前移有利于高角病例伴有前牙开𬌗倾向患者的矫治。相反低角病例咀嚼肌发达，咀嚼力强，骨致密，支抗磨牙不易前移、伸长。主要由前牙远中移动完成拔牙间隙的关闭，而前牙的过度内收不利于前牙深覆𬌗的矫治。③磨牙位置改变对下颌平面的影响：采用远移磨牙或扩大牙弓的方法排齐牙列时，可造成下颌平面角的开大，这对高角病例的面型和前牙覆𬌗均产生不利影响，但对低角病例有利。

前后不调：与面颌部前后不调的程度有关。对上下颌骨基本正常者常采用对称性拔牙以保持上下颌骨关系的协调，但 Bolton 指数明显不调者则可进行非对称性拔牙。当上颌前突或正常，下颌后缩恒牙列早期病例，首先采用功能性矫治器协调上下颌骨关系，然后根据上前牙前突程度，牙列拥挤度及磨牙关系的调整等决定上下颌对称性或非对称拔牙或只拔上颌牙齿；当上颌正常或发育不足（后缩），下颌前突者治疗时，可轻度前倾上切牙和舌倾下切牙以代偿Ⅲ类骨骼不调，此时可考虑下颌拔牙，但上颌拔牙要慎重，必要时可拔除第二前磨牙以利于磨牙关系的调整。当上下颌及牙弓均前突时可采用上下颌对称性拔除前磨牙以利于内收前牙。此外,拔牙矫治还要考虑上下唇的突度和中线的对称性等。

利用 Kim 拔牙指数,即垂直向异常指数(ODI)与前后异常指数(APDI)之和,结合上下中切牙间夹角及上下唇的突度的指标,决定患者是否拔牙。

$$拔牙指数 = ODI + APDI + \frac{|上下中切牙夹角 - 130|}{5} - (上下唇突度之和)$$

其中(中|上下)切牙夹角 -130|:表示上下中切牙夹角与 130 之差的绝对值。上唇突度:上唇突点位于审美平面之前为"+",之后为"−";下唇突度:下唇突点位于审美平面之前为"+",之后为"−",单位为 mm。当拔牙指数>155 时,不拔牙的可能性大(尽可能避免拔牙);当拔牙指数<155 时,拔牙的可能性较大。

3.拔牙部位的选择

对确定需要拔牙的患者,重要的是拔牙部位的选择。此选择主要是从牙齿的健康状况,拔牙后是否有利于牙齿的迅速排齐,间隙的关闭和侧貌观唇是否前突及错牙合的类型等考虑。拔牙越靠前,更有利于前牙拥挤,前突的矫治;拔牙越靠后、后牙前移越多,有利于后牙拥挤的解除和前牙开牙合的矫治。一般而言,临床中常采用的拔牙部位首先拔除患牙,然后为第一前磨牙、第二前磨牙、第二磨牙及第三磨牙等。

(1)拔除 $\frac{4|4}{4|4}$ 或 $\frac{4|4}{}$:最适于前牙拥挤或前突,鼻唇角小,唇前突的患者。当拔除第一前磨牙后可提供最大限度的可利用间隙,明显地简化前牙排齐的第一阶段的治疗过程,改善唇部美容效果。同时还能最小量地改变后牙咬合,从而有利于维持后牙弓形的稳定和后牙的正常关系。在矫治设计时,拔牙间隙的利用的预测、设计非常重要,应严格根据患者的牙弓形态,充分考虑选择不同的支抗设计才能达到理想的治疗目标。此外,在关闭拔牙间隙应注意保持牙弓宽度,以及尖牙、第二前磨牙的接触和牙根平行,以获得永久稳定的效果。

(2)拔除 $\frac{5|5}{5|5}$:对前牙区拥挤或牙弓前突较轻,颜面及唇形较好,不需要改变前牙倾斜度及唇位,但后牙拥挤或磨牙关系需要调整,特别是下颌平面角大的前牙开牙合或开牙合趋势的患者。此外,第二前磨牙常在形态表现出畸形及阻生错位等必须首先拔除。但是如果牙列拥挤主要表现在前牙区或分布较广泛时,会给治疗带来很大困难,延长疗程。此时必须十分谨慎地设计支抗以防止磨牙前移,间隙丧失。

(3)拔除 $\frac{4|4}{5|5}$:适于上前牙拥挤或前突明显,下切牙轻度拥挤或前倾,磨牙呈

远中关系,需要调整磨牙关系的患者。

(4)拔除$\frac{5|5}{4|4}$:适于上前牙区拥挤或前突较轻,不需改变上切牙倾斜度和唇倾度,下颌平面角较大的Ⅲ类患者。

(5)拔除第二恒磨牙:对单纯拥挤的患者很少选择拔除第二恒磨牙。但是,有时为了简化疗程和达到更好的治疗效果也可选择拔除该牙。如上牙唇倾前突,但侧貌正常或上颌及上牙弓前突,但下颌基本正常;或因第二乳磨牙早失,造成第一磨牙近中移位导致磨牙关系异常,而第二磨牙已经建𬌗;或前牙轻度拥挤伴开𬌗及开𬌗趋势高角病例,可以选择拔除该牙矫治开𬌗。但一般而言,由于拔除第二磨牙间隙远离需矫治的拥挤部位,同时,也使第三磨牙的萌出变得复杂,造成在第三磨牙萌出后还需进行再次矫治,因此使疗程延长。但对后牙弓发育差,第三磨牙严重阻生的患者,由于拔除第二磨牙后,有助于第三磨牙的替位萌出,因此可选择拔除二磨牙。但此时第三磨牙形态,位置正常,以便将来替位萌出。如果第三磨牙先天缺失,原则禁忌拔除第二恒磨牙。

(6)拔除下切牙:适于单纯下切牙拥挤,拔1个下切牙可达到迅速排齐和稳定的结果。也适于上下前牙Bolton指数不调,如上颌侧切牙过小,下前牙量过大,拔除1个下切牙,有利于建立前牙覆𬌗覆盖关系并保持稳定结果。

(7)其他:在拔牙矫治的病例中,临床上大多采用对称性拔牙,但也可由于一些牙的畸形,严重错位,龋坏、牙周病、咬合障碍等必须首先拔除丧失功能的病牙。此外,在单纯拥挤治疗中除非第一恒磨牙严重龋坏外,通常严禁拔除第一恒磨牙,特别是决不能考虑对称性拔牙而拔除对侧第一恒磨牙,因为从生理功能、疗程和治疗难度、结果都不能这样选择。上颌中切牙严重弯根,骨内横位阻生压迫邻牙根或外伤折断线在龈下1/3以上无法保留者可拔除,上中切牙拔除后,可利用拔牙间隙解除拥挤,或以侧切牙近中移位并修复为中切牙外形,同时应以尖牙前移代替侧切牙并改形;对于侧切牙完全腭侧错位,尖牙与中切牙相邻已无间隙,或侧切牙呈锥形、严重错位,且上中线可接受者,可拔除锥形侧切牙,以尖牙近中移动代替侧切牙,可以简化疗程;第三磨牙与下切牙的拥挤有无关系尚存争议,所以第三磨牙的拔除与否,不应它是否引起牙列拥挤而决定,而应以它是否成为"病原牙"为依据。

(四)复杂拥挤的矫治

此时拔牙的目的除解除牙列拥挤外,还是要改善上下牙弓之间前后向关系、横向关系和垂直关系不调,以掩饰颌骨畸形,因此正确选择拔牙部位特别重要,除上述单纯拥挤中拔牙考虑外,还必须结合对其他畸形的矫治设计。例如,对伴Ⅱ类上颌前突的拥挤病例,当仅在下牙弓存在拥挤时,可拔除上颌第二磨牙和下颌第一前磨牙(但此时必须有形态及位置正常的上颌第三磨牙牙胚存在),这样既有利于推上颌牙列向远中,也有利于下颌拥挤的矫治;而当下颌无拥挤,仅上颌前突伴拥挤时,则考虑只拔除上颌第一前磨牙,可在矫治上颌拥挤的同时,则上切牙代偿后移,以解除上颌前突畸形。在伴有其他牙颌畸形的复杂拥挤中,牙列拥挤的矫治,应在治疗第一阶段进行。与常规正畸步骤一样,随着拥挤的解除,应进一步精确地控制间隙的关闭,平行牙根,转矩牙轴,建立稳定的咬合关系,最后达到全面矫治牙颌畸形的目的。

第二节　双颌前突

一、双颌前突的病因

病因尚不清楚,一般认为与遗传有关系,唇肌张力不足及口呼吸也是重要病因,此外,与饮食习惯也有些联系,如长期吮吸海螺等壳类、吮吸某些有核小水果(桂圆、荔枝、杨梅)等。南方沿海地区发病率较高。此类畸形还常伴有吮颊、异常吞咽等不良习惯。伸舌吞咽习惯对垂直生长型可致开𬌗,而对水平生长型则可致双牙弓前突。

双颌前突也是临床常见的牙颌畸形之一。双颌前突可为双颌骨(上、下颌骨)的前突或双牙-牙槽骨的前突,前者较少见,但在临床中,通常均将其统称为双颌前突。双颌前突畸形(双颌牙-牙槽的前突)可视为牙量-骨量不调,即前牙拥挤的一种代偿性前突排列形态,磨牙关系多为Ⅰ类关系,但也有Ⅱ类、Ⅲ类关系者。本文仅讨论磨牙为Ⅰ类关系的临床问题。

二、双颌前突的诊断

双颌前突患者表现为明面的凸面型,上下颌骨或牙槽骨前突,上下前牙唇倾,唇肌松弛,闭唇困难。头影测量显示:∠SNA 与∠SNB 均大于正常值(上、下颌前突者),上下前牙唇倾,上下切牙间角小于正常值。但是,上、下颌骨的正常前突具有明显种族差异,通常黑种人比黄种人显突,而黄种人又比白种人显突,我国广东一带的人具有典型的凸面型。因此,在进行双颌前突的诊断时,应根据国人的标准进行头测量分析,并充分考虑种族、年龄、面型及唇形的特征,不可盲目沿用西方人的标准。双颌牙-牙槽前突可单独存在,也可在骨性双颌前突中存在,诊断一般容易,X线头测量分析可提供上、下牙倾斜前突的定量信息。

三、双颌前突的矫治

即时消除不良习惯,进行唇肌训练,必要时使用矫治器矫治。

(一)双颌骨前突的治疗

对上、下颌骨前突患者的治疗,在恒牙列早期多采用牙代偿以掩饰骨前突的方法,通常在上下颌同时对称拔牙(多为第一前磨牙),缩短上下前段牙弓(内收上下前牙)以掩饰骨骼发育异常。治疗的手段是采用固定矫治器,因为它不仅能有效控制前牙的后退,牙根的平行,还能通过切牙转矩有效地改善牙槽部的前突状态。通常对轻、中度患者,单独用固定正畸治疗多能获得较好的效果及满意的面型改善。对较严重病例,从牙的代偿上可获得很满意的咬合关系,但面容的改善常常不足,而对于更严重的患者及具有明显遗传倾向的病例,则应待成年后考虑外科-正畸的方法,如局部截骨术等进行矫治,那时,正畸治疗的目的是改善牙齿美观及咬合,而外科则矫治其骨骼的畸形及改善侧貌,最终达到完美的效果(图 6-18)。

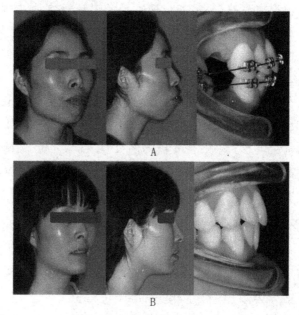

图 6-18 双颌前突的正颌治疗

A.术前;B.术后

(二)双颌牙-牙槽前突的治疗

恒牙列早期上下颌的牙-牙槽前突患者的治疗,除早期应消除不良习惯,训练唇肌外,主要采用固定矫治器矫治。此时,前牙舌向移动是治疗其病因而不是代偿,因此效果更佳。

1.扩大牙弓内收前牙

对轻度双颌牙-牙槽前突伴牙弓狭窄的患者采用扩大上下牙弓(必要时配合减径,或邻面去釉法),利用间隙内收前牙(详见扩弓矫治牙列拥挤的方法相关内容)。

2.拔牙矫治

对中、重度双颌前突采用拔$\frac{4|4}{4|4}$,用固定矫治器治疗双颌牙前突,其常规步骤如下。

(1)拔除$\frac{4|4}{4|4}$,以利于前牙舌向内收。

(2)支抗设计多应考虑中等及最大支抗设计,即在上颌采用口外支抗或口内支抗(如 Nance 腭托、腭杠以及弓丝支抗弯曲等),也可延迟拔除$4|4$,待下尖牙到位后再拔除,以利于在牵引中保持后牙Ⅰ类关系的稳定。

(3)下牙弓做后牙支抗弯曲,用Ⅲ类牵引先移动下尖牙向远中到位后,将其与下后牙连续结扎成一个支抗整体。

(4)待下尖牙到位后,再移动上尖牙向远中。尖牙到位后将其与上后牙连续结扎成一个支抗整体。

(5)关闭下前牙间隙,用Ⅲ类牵引切牙向后关闭切牙远中间隙。

(6)关闭上前牙间隙,用Ⅱ类牵引向后关闭上切牙远中间隙。

(7)调整上下牙弓关系及咬合、关闭剩余间隙,达到理想咬合关系。

(8)保持。

对双颌牙前突伴有拥挤或Ⅱ类畸形或Ⅲ类畸形病例的治疗。在矫治设计中除按上述方法消除前牙前突外,还要同时考虑拥挤及磨牙关系的矫治。此时,除注意拔牙部位的选择外,更应考虑支抗的设计及牵引力的使用,使其能充分利用拔牙间隙,达到同时矫治拥挤及牙齿殆骨前后关系不调等畸形的目的。矫治方法可参考牙列拥挤,Ⅱ类及Ⅲ类各种畸形矫治方法进行。

第三节 牙列间隙

牙列间隙是指牙与牙之间有空隙为特征的一类错𬌗畸形。由于除先天性多数牙缺失及一些先天综合征外,大多数牙列间隙患者表现为后牙Ⅰ类磨牙关系,故归入本章讨论。牙列间隙的机制多为牙齿的大小与牙弓及颌骨大小不调,即牙齿的总宽度小于牙弓的总长度,牙排列稀疏、牙间形成间隙,间隙的位置、数目、大小,视形成因素而异。

一、牙列间隙的病因

(一)遗传因素

遗传因素导致的牙间隙,常见于颌骨发育过大或牙体过小畸形,个别牙过小如上侧切牙锥形,形成局部间隙(多数牙过小形成全牙列间隙),个别患者造成骨量明显大于牙量,表现为全牙列间隙。此外,由于肢端肥大症等全身疾病所致的颌骨发育过度,也可形成散在性小间隙。

(二)不良习惯

因舔牙、吮吸拇指、咬唇等所致的牙间隙多表现为前牙唇倾,前牙间散在间隙,前牙深覆𬌗、深覆盖。

(三)舌体过大和功能异常

舌体过大(如巨舌症)和功能异常,作用于牙弓内侧的舌肌力大于牙弓外侧的口周肌的功能作用力,从而形成牙列间隙。

(四)先天性缺牙

因缺牙部位不同,临床表现也不同。先天性缺牙部位以上颌侧切牙、下切牙、前磨牙多见。切牙先天缺失导致邻牙移位,可见中线偏斜。如果上切牙先天缺失,前牙可出现浅覆盖或对刃𬌗关系。下切牙先天缺失时,常见局部邻牙移位,出现局部较大间隙,前牙深覆𬌗、深覆盖。

(五)拔牙后未及时修复

因龋齿、外伤、牙周病等原因拔牙后,未及时修复,则出现邻牙移位,倾斜及对𬌗牙伸长,从而出现间隙及𬌗紊乱。

(六)牙周组织疾病

因牙周病所致间隙表现为前牙唇倾,前牙散在间隙。此外,唇系带异常、多生牙拔除、恒牙阻生等也可出现间隙。牙列间隙影响美观,是造成食物嵌塞、损伤牙周组织引起牙周病。

二、牙列间隙的诊断

一般而言,临床上可以把牙列间隙分为中切牙间间隙和牙列间隙,以便于在矫治中制订正确矫治计划。

诊断时,首先要注意牙齿的数目,其次是牙齿的大小、形态,是否有先天性缺牙、阻生牙、多生牙,颌骨发育过大,判明造成牙间隙的不良习惯等,计测出牙列间隙的总量对矫治的设计和预后估计是十分重要的。其方法为以下几种。

(一)直接测量法

间隙较大或集中时,可用双脚规或游标卡尺直接测量各间隙的大小,并求其总和。

(二)间接测量法

该法用于牙间隙小或分散时的测量。例如,$\underline{3|3}$散在牙间隙,可用软铜丝,从尖牙的远中触点开始,沿尖牙尖及切牙切嵴,至对侧尖牙远中触点止,弯成一弧形,然后拉直此丝,测量其长度,即$\underline{3|3}$牙弓的长度。再分别测量$\underline{3|3}$各牙牙冠宽度总量,两者之差即牙间隙总量。

三、牙列间隙的矫治

矫治原则:去除病因,即破除不良习惯,舌体过大导致的间隙,必要时做舌部分切除术。增加牙量或减小骨量:增加牙量是指集中间隙修复,但应遵循美观、咬合接触好的原则;减少骨量是指减小牙弓长度关闭间隙。在临床矫治设计中究竟是采用集中间隙修复或关闭间隙,要根据患者的缺牙数,年龄,形成间隙的原因,间隙所在部位与𬌗关系和患者及家属协商决定。

(一)中切牙间间隙的关闭

临床中,因中切牙间多生牙,唇系带纤维组织粗壮,附丽纤维过多嵌入切牙间而导致中切牙间隙的患者多见。一般在混合牙列进行治疗,但恒牙列早期就诊者也较多。对多生牙所致间隙的治疗原则及方法如后述(见多生牙)而对系带异常所致的中切牙间隙则必须适时结合外科系带矫治术。应当注意,仅通过手术使中切牙间隙自动关闭的观点是错误的。相反,由于手术后瘢痕的形成,将使中切牙间隙关闭更难。

最好的方法,是在系带矫治手术前(或手术后立即进行)排齐牙齿及关闭间隙治疗。常采用中切牙托槽间弹簧关闭法、局部弓丝加橡皮圈牵引滑动关闭法及磁力关闭法(图 6-19~图 6-21)。一般而言,若中切牙间隙小,在手术前就可以将间隙完全关闭;如果间隙大,而且系带粗壮附着位置低,间隙关闭困难,则应在正畸治疗中(剩小量间隙时)施行手术,术后立即继续进行正畸关闭间隙,这样完全关闭剩余间隙与伤口愈合同时完成,将能使不可避免的手术瘢痕稳定在牙齿的正确位置内,才不会产生关闭障碍和复发。

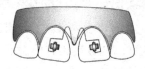

图 6-19　弹簧关闭中切牙间隙

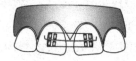

图 6-20　橡皮圈牵引关闭中切牙间隙

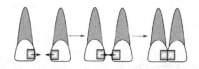

图 6-21　磁力关闭中切牙间隙

应当注意,系带矫治手术的关键是牙间纤维组织的切除,并不需要将系带本身组织大量切除,只需做一简单切口,并深入中切牙间隙区,仔细切除与骨连接的纤维,然后精细地缝合,就完全能达到预定的治疗目的。此外,中切牙间隙关闭后大多有复发趋势,因此建议用嵴上韧带环切术或嵴间韧带切断术,以及舌侧丝黏着固定进行长期的保持。

(二)牙列间隙的矫治

1.缩小牙弓关闭间隙

若前牙有间隙,牙弓又需要缩短的患者,可内收前牙关闭间隙。若同时存在深覆𬌗,深覆盖应在内收前牙间隙时打开咬合。内收前牙可用活动矫治器的双曲唇弓加力,若存在深覆𬌗,可在活动矫治器舌侧加平面导板,先矫治深覆𬌗,然后再内收前牙关闭间隙。如需要矫治不良习惯,可在活动矫治器上附舌屏,舌刺或唇挡丝。若关闭间隙需要牙齿进行整体移动或需要调整磨牙关系,采用固定矫治器通过间隙关闭曲或牙齿沿弓丝滑动缩小牙弓,关闭间隙并配合颌间牵引矫治后牙关系。

对上下前牙散在间隙需关闭的病例，一般应先关闭下颌间隙后，再关闭上颌间隙，同时应充分估计间隙关闭后的覆𬌗、覆盖关系，必要时压低切牙。此处，还应随时注意保持磨牙的正常关系。当间隙关闭后，保持十分重要，应按保持的要求戴用，调改咬合，才能防止畸形的复发（图 6-22）。

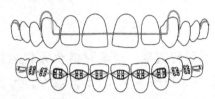

图 6-22 上颌用活动矫治器唇弓和下颌用固定矫治器橡皮圈关闭间隙

2.集中间隙修复或自体牙移植

牙弓长度正常，牙齿总宽度不足（例如，先天性缺牙、拔牙后及牙体过小）导致的牙间隙，则应集中间隙，采用修复（例如义齿、冠桥、种植）或自体牙移植的方法。在进行矫治设计时，应根据间隙分布、牙体形状、咬合关系等决定修复或自体移植的部位和牙齿移动的方向，应尽可能不影响上牙弓中线，并保持对称关系。在下牙弓可不必考虑中线，主要考虑有利于咬合关系和修复或自体移植。临床上集中间隙多采用固定矫治器，因为多数病例常见邻牙倾斜移位，对𬌗牙伸长，前牙深覆𬌗等问题。此外，邻牙应竖直，移动牙牙根应平行，正畸治疗中对缺失牙较多的病例，很难获得支抗，可采用微种植体支抗法，或者固定矫治器与活动矫治器联合应用的方法，即在活动矫治器上设计后牙义齿，使前牙深覆𬌗打开，以便在下前牙上黏着托槽。同时有义齿的活动矫治器可增加后牙支抗，防止关闭间隙时后牙近中倾斜移动，矫治结束尽快处理间隙。这样既可恢复功能和美观，又可保持矫治效果。

第四节 前牙开𬌗

开𬌗是牙-牙槽或颌骨垂直向发育异常导致的。临床上主要指表现为前牙-牙槽或颌骨高度发育不足，后牙-牙槽或颌骨高度发育过度，或两者皆有的前牙开𬌗；前牙开𬌗常伴有长度、宽度不调，神经肌功能异常。临床表现为在正中𬌗位及下颌功能运动时前牙及部分后牙均无𬌗接触。此类畸形常伴有形态、功能及面容障碍,直接影响患者的心理状态,甚至影响未来的职业选择。因此,及时地预防、诊断及治疗开𬌗具有深远的社会意义。开𬌗在人群中的发病率约为6%,是正畸临床中常见的一类复杂且治疗后易复发的一类畸形。

一、开𬌗的病因

(一)遗传

开𬌗为多因素综合作用的结果。目前对遗传导致的开𬌗畸形,学者们尚有争论,尚待进一步研究。但是在临床上,不能忽视遗传因素在开𬌗形成的作用,包括以下方面。

1.遗传因素

常为多基因遗传。许多学者对开𬌗的遗传学研究发现,有的开𬌗患者有家族性开𬌗趋势,头影测量表明,其颅面结构相似。有的患者在生长发育过程中,上颌骨前部向上旋转,下颌向下后旋转的不利生长型,可能与遗传有关。

2.遗传病

(1)常染色体畸变:如先天愚型,先天性的卵巢发育不全综合征常伴有开𬌗畸形。

(2)基因突变:如锁骨颅骨发育不全症,抗维生素 D 性佝偻病患者常伴开𬌗畸形。

(3)多基因遗传病:如大多数唇腭裂患者的牙槽裂区呈开𬌗畸形。

(二)口腔不良习惯

长期口腔不良习惯造成的开𬌗约占造成开𬌗总病因 68.7%。其中,吐舌习惯占 43.3%。舌的大小姿势和舌肌功能是形成前牙开𬌗的重要因素,其形成的前牙开𬌗间隙呈梭形,与舌的形态一致。此外,吮拇、吮指习惯占 10.1%,伸舌吞咽、咬唇、咬物、口呼吸等肌功能异常均可造成前牙开𬌗。开𬌗导致口唇闭合障碍,从而形成代偿性舌过大。

(三)末端区磨牙位置异常

常见末端区后牙萌出过度及后牙区牙槽骨垂直间发育过度。多见于下颌第三磨牙前倾或水平阻生,其萌出力将下颌第二磨牙向𬌗方推,使𬌗平面升高而将其余牙支开,若患者同时伴有舌习惯,则可形成广泛性开𬌗。

(四)佝偻病

严重佝偻病患儿由于骨质疏松,会在下颌升降肌群的作用下使其下颌骨发育异常,形成仅少数后牙接触的广泛性开𬌗。

(五)颞下颌关节疾病

髁突良性肥大、外伤等所致的关节疾病改变正在生长发育的髁突及下颌骨生长的进程和方向,从而导致开𬌗。

(六)医源性开𬌗

临床中由于对畸形的诊断,矫治计划或矫治力的使用等不当,造成支抗丧失,后牙伸长前倾等造成开𬌗。

(七)内分泌疾病

甲状腺功能不全者常呈张口姿势,舌大而厚并伴伸舌习惯导致开𬌗。垂体疾病,儿童在骨骺未融合之前垂体分泌生长激素过多形成垂体性舌巨大畸形,因而造成开𬌗和牙间隙。在骨骺融和之后发生肢端肥大症。

二、开𬌗的诊断

开𬌗是一笼统的临床现象,此类畸形除开𬌗外,还有其他表现不一的临床特征,为了更好地分析畸形产生的原因和形成机制,制订出合理的矫治计划,进行有效的治疗,必须对开𬌗分类。前牙开𬌗有很多种分类法,本章仅介绍临床中常用的分类法。

(一)按开𬌗形成的病因和机制分类

1.功能性开𬌗

由口腔不良习惯如舌习惯、吮指等造成的开𬌗。主要发生在乳牙列和混合牙列期。

2.牙-牙槽性开𬌗

牙-牙槽性开𬌗,在临床上较为常见,多因长期不良习惯产生的压力限制了前牙-牙槽正常生长发育,从而导致前牙开𬌗。一般面型,骨骼基本正常。

3.骨性开𬌗

骨性开𬌗可由于颌骨垂直发育异常,颌骨旋转等因素造成,开𬌗常导致唇舌肌功能异常以适应骨骼发育的异常,此时口腔不良习惯是这些发育异常的结果而并非病因。骨性开𬌗可分为如下。

(1)骨性Ⅰ类开𬌗:患者表现为开𬌗,颌骨在矢状向为正常的Ⅰ类关系。

(2)骨性Ⅱ类开𬌗:患者表现为开𬌗,颌骨在矢状向为Ⅱ类关系。

(3)骨性Ⅲ类开𬌗:患者表现为开𬌗,颌骨在矢状向为Ⅲ类关系。

(二)Angle 分类

1.AngleⅠ类开𬌗

上下颌第一磨牙为中性𬌗关系,前牙开𬌗。

2.AngleⅡ类开𬌗

上下第一磨牙远中𬌗关系,前牙开𬌗。

3.AngleⅢ类开𬌗

上下颌第一磨牙为近中𬌗关系,前牙开𬌗。

(三)垂直向开𬌗分度

正中𬌗位时,上、下前牙切缘之间在垂直向存在的间隙,分为 3 度:①Ⅰ度,间隙<3.0 mm;②Ⅱ度,间隙在 3.0~5.0 mm;③Ⅲ度,间隙>5.0 mm。

(四)诊断

开𬌗的形态改变取决于后牙的大小并反映在下颌支、下颌角及下颌高度的改变。

1.功能性开𬌗

主要与口腔不良习惯紧密相关,常见于乳牙列及混合牙列早期。

2.牙-牙槽性开𬌗

此型开𬌗是指牙-牙槽垂直关系异常,即前牙萌出不足,前牙槽高度发育不足或(和)后牙萌出过度,后牙槽高度发育过度,颌骨发育基本正常,面部无明显畸形。

3.骨性开𬌗

主要表现为下颌骨发育异常,下颌支短,下颌角大,角前切迹明显,下颌平面角(FH-MP)大,PP、OP、MP 三平面离散度大,Y 轴角大,下颌呈顺时针旋转生长型,前上面高/前下面高<0.71,S-Go/-N-Me<62%,面下 1/3 过长,严重者呈长面综合征。上牙弓狭窄,后牙槽高大,可能伴有上下前牙及牙槽高度代偿性增长,常有升颌肌功能活动低下,甚至出现肌功能紊乱。侧貌可显示为正常面型、凹面型或长面型,这是骨骼近远中不调所致。

临床上将牙颌畸形垂直向异常指数(overbite depth indicator,ODI)、前面高比等作为诊断有无前牙开𬌗及开趋势较好的指标。对国人而言,当 ODI 72.8°时,表现为开𬌗或具有开𬌗趋势。ODI 越小,骨性开𬌗的可能性越大。乳牙开𬌗的特征:ODI、ANB 角均小,下颌支(Ar-Go)短,其中 ODI 是一敏感的指征有助于诊断开𬌗趋势,以达到早期诊断,早期治疗的目的。临床中评价开𬌗患者的预后对此类患者是选择正畸治疗或正颌外科非常重要。除考虑畸形的严重程度、年龄、生长发育状态和生长潜力，结合医师的水平及患者的要求外，可采用面高指数（ANS-Me/N-Me＜0.57，指数愈小，预后越差），下颌平面角（F H-MP 在 16°～18°时，正畸治疗效果很好，在 28°～30°疗效欠佳；在 32°～35°效果不肯定，＞35°效果差）；1-MP 角≥89.5°时常常选择正畸治疗。对年龄较大，生长发育基本停止，下颌角前迹较深，1-MP 角较小，颏部前突的前牙骨性开𬌗病例多采用正颌外科矫治。

三、开𬌗的矫治

前牙开𬌗，特别是骨性开𬌗的治疗和保持是最困难的正畸问题之一。因为许多患者不仅有牙-牙槽或颌骨异常，还伴有神经肌肉的异常。一般认为牙-牙槽型开𬌗比骨性开𬌗容易治疗，预后也好。矫治开𬌗的原则是找出病因，并尽可能抑制或消除，根据开𬌗形成的机制，对患者前牙及后牙-牙槽骨进行垂直向调控是成功治疗的关键。同时肌功能训练是非常重要的辅助手段，可达到消除或改善开𬌗，稳定疗效的目的。

（一）功能性及牙性开𬌗的矫治

这类开𬌗主要由不良习惯引起。特别是舌肌功能异常所致的伸舌吞咽、吐舌习惯及肌功能异常所导致开𬌗。首先判明和消除局部因素，7～9 岁 80％的儿童可自行关闭开𬌗，进行肌功能训练，关闭开𬌗间隙。

1.医疗教育

首先对患儿及家属说服教育，说明不良习惯的危害性，请家长、老师监督提醒儿童戒除不良习惯。

2.治疗与开𬌗发生有关的疾病

治疗扁桃体炎、鼻炎、腺样增殖、舌系带异常、巨舌症、关节病等相关的疾病。

3.矫治器破除不良习惯

有舌习惯和舌位置异常、伸舌吞咽等不良习惯的儿童使用带有舌刺（舌屏、腭网）的矫治器，有唇习惯的儿童使用唇挡。年幼患者一般在破除不良习惯后，上下切牙可自行生长萌出，关闭开𬌗间隙。

4.肌功能训练

颅面形态受咀嚼肌大小、形态和功能的影响，提下颌肌影响面部的宽度和高度，被拉长的肌肉可辅助矫治开𬌗。因此，开𬌗儿童进行咀嚼肌训练，可导致颌骨形态发生改变，下颌明显自旋。所以肌功能训练是改善口腔周围肌肉异常功能，利用口腔周围的肌力来改善开𬌗，稳定效果十分重要的手段。

(1)口腔周围肌肉功能异常:在做肌功能训练时,必须判明患者在吞咽及姿势位时各肌肉异常状态。例如,舌异常的患者,在吞咽时舌向前伸出,在安静时舌位于上下前牙之间。

(2)咀嚼肌异常:伸舌吞咽时舌位于上下前牙之间,所以,患者在吞咽时不能保证下颌在咬合位,因此,咀嚼肌力逐渐减弱,口不闭合,口轮匝肌肌力常常较弱。

(3)肌肉训练方法:异常的肌功能大多是无意识状态下发生的,并反复持久地存在,要去除很困难,若患者不合作,训练不会获得成功。所以,让患者充分了解训练的目的,认识到目前异常肌肉状态及其危害性,以激发患者产生改变这种异常功能的愿望后,再教患者肌肉处于何种状态才是正常的,而且必须开始正确的训练。①舌训练:教患者学会舌摆在正确的位置并能进行正确运动,如正确吞咽及在语言、吞咽和休息时使其舌放在正确位置和正常运动,并养成习惯。但有的病例,舌已适应了牙齿的位置并行使相应功能。此时,则首先矫治开𬌗后,再进行肌功能训练(如在腭盖处放置口香糖,然后用舌将其压贴压开,并保持舌在此位置进行吞咽的训练方法)以保持疗效。②咀嚼肌训练主要指颞肌、咬肌的强化训练。儿童学咬软糖,每天咬 5 次,每次 1 分钟。青少年及成人尽可能做紧咬牙,并做大张闭口运动或做正常吞咽动作时紧咬牙,使咀嚼肌伸长、强壮以达到治疗和防止开𬌗复发的目的。③口轮匝肌的训练、肌功能训练。

5.矫治器治疗

单纯采用上述方法已难以矫治已形成的开𬌗畸形,并且这种开𬌗间隙反过来可导致不良习惯的加重。所以,应尽早关闭开𬌗,阻断其开𬌗和不良习惯的恶性循环。在临床治疗中,牙性前牙开𬌗矫治比较容易,多采用固定矫治器治疗(特别是 MEAW 技术),在上下牙列黏着托槽,并上下协调弓丝。①一般上弓丝应做成反纵𬌗曲线,下弓丝做成过渡的 Spee 曲线拴入,同时在开𬌗区的弓丝上形成颌间牵引钩。②多曲弓丝,在后牙区形成多水平多曲并加大后倾弯,前牙区采用颌间垂直橡皮圈牵引矫治。③也可在 Ni-Ti 方丝或不锈钢方丝上形成"摇椅形"弓丝,加前牙垂直牵引矫治开𬌗。均可达到关闭前牙开𬌗间隙。

当开𬌗关闭后,应用咬合纸检查是否所有的牙都恢复了接触关系并进行调𬌗。固定矫治器一般保持到患者获得正常吞咽和唇舌功能后才更换为活动保持器。常用 Hawley 式保持器、前牙黏结式牵引唇弓及后牙𬌗垫等保持。

(二)骨性开𬌗的矫治

骨性开𬌗主要由于颌骨垂直向发育异常、颌骨旋转等因素造成,临床中骨性开𬌗常导致唇、舌肌、咀嚼肌功能异常以适应骨骼发育的异常,此时口腔不良习惯是这些发育异常的结果而不是病因。因此,尽早解除开𬌗病因,控制颌骨的异常生长发育和改变其生长方向,关闭开𬌗间隙非常重要。

在青春发育高峰期前改变生长治疗的关键是抑制上颌骨和上后牙的垂直生长,并辅以咀嚼肌训练。常采用的矫形装置包括:后牙𬌗垫颊兜垂直向牵引,𬌗垫式功能性矫治器(图 6-23),腭托式垂直加力矫治器(图 6-24),固定功能性矫治器(图 6-25),种植支抗压入(图 6-26),𬌗垫式功能性矫治器高位牵引,头帽(压后牙,改变𬌗平面)高位牵引,磁斥力𬌗垫式矫治器头颏牵引及固定矫治器高位牵引等(必要时辅以后牙颊侧骨皮质松解术),将后份牙-牙槽骨压入或限制其生长,使下颌前上旋转,以调整颌骨关系,但需保持到生长发育停止。此外,同时尽可能地利用前牙区牙-牙槽骨的代偿性伸长,以关闭开𬌗间隙(方法同牙-牙槽开𬌗,采用颌间牵引)。对生长发育停止的成人患者,轻、中度开𬌗采用增加牙代偿的掩饰骨骼的畸形及 MEAW 技术。严重者采用微植体骨支抗压入磨牙的技术;对由于下颌向下后旋转或(和)后牙萌出过度造成的成人严重骨性前牙开𬌗病例,可采用钛螺钉种植体(直径 2.3 mm,长 14 mm)植入上颌双侧颧突和下颌颊侧牙槽骨,3 个月后用链状橡皮链或密螺旋弹簧牵引,上下磨牙压入,下颌向前上旋转,后缩的颏前移,开𬌗关闭,面下 1/3 减少,达到类似正颌外科的疗效,且植入术的创伤很小,疗程短。

对特别严重的骨性开𬌗(例如长面综合征,Ⅲ类骨性开𬌗),则应在成人后采用外科-正畸的方法才能完全矫治畸形。

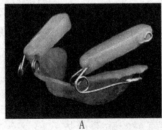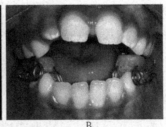

A　　　　　　　　　　　　B

图 6-23　𬌗垫式功能性矫治器

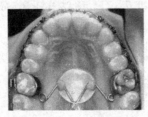

图 6-24　腭托式垂直加力矫治器(利用舌肌上抬)

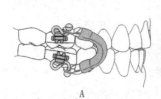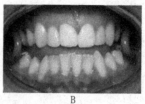

A   B

图 6-25　固定功能性矫治器

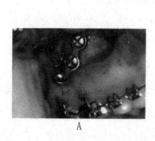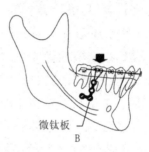

微钛板

A   B

图 6-26　种植支抗压入

(三)拔牙矫治

1.拔除第三磨牙或第二磨牙

拔除第三磨牙或第二磨牙(以第三磨牙替位)适用于面型较好无明显前牙拥挤或前突的病例。后牙前移引起"楔状效应",使咬合接触点前移,有助于前牙开𬌗的关闭。拔除第三磨牙有利于第二磨牙的萌出,有利于第一、第二磨牙向远中竖直;有些病例第三磨牙过度萌出或近中阻生升高,第三磨牙拔除后可降低后牙高度,消除病因。如果第三磨牙未萌,X线片牙冠形态基本正常可拔除第二磨牙以第三磨牙替位。采用 MEAW 技术,通过直立压低磨牙改变异常的𬌗平面达到关闭开的目的。

2.拔除前磨牙

对突面型,有明显前牙拥挤或伴双颌前突的病例可拔除前磨牙,前牙内数的"钟摆效应"使上下切缘的距离减少,有助于关闭开𬌗。这一拔牙模式多采用滑动技术在平整和关闭间隙的过程中就可关闭开𬌗,同时也应常规施用前牙垂直牵引(图 6-27)。

3.拔除第一恒磨牙

常用于第一恒磨牙龋坏、釉质发育不良、错位、缺失,而后牙槽过长的病例。应注意治疗中后牙的垂直向控制及注意防止其后牙前移而影响前牙的内收(图 6-28)。

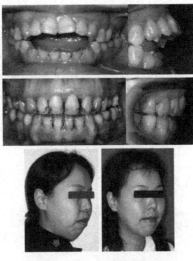

图 6-27 拔除前磨牙矫治开𬌗

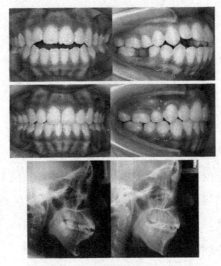

图 6-28 拔除磨牙矫治开𬌗

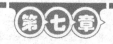

口腔保健

第一节 自我口腔保健

自我口腔保健在预防口腔疾病和维护人们口腔健康方面所占的地位越来越重要。研究表明,在专业保健、社会保健、自我保健3类卫生保健中,自我保健是最有潜力、最有前景的一个卫生保健领域。自我口腔保健方法是开展自我口腔保健的重要手段。

一、漱口

漱口是最常用的清洁口腔的方法。

(一)漱口液的选择

一般漱口用清洁水或淡盐水含漱;为了辅助预防和控制口腔疾病,常用加入某些药物的溶液作为漱口剂。医师应根据患者的不同疾病、不同需求推荐使用加入不同药物的漱口液。

(二)漱口的方法及注意事项

漱口时将少量漱口液含入口内,紧闭嘴唇,上、下颌牙稍微张开,使液体通过牙间隙区轻轻加压,然后鼓动两颊及唇部,使溶液能在口腔内充分地接触牙面、牙龈及黏膜表面,同时运动舌,使漱口水能自由地接触牙面与牙间隙区。利用水力前后左右,反复冲洗滞留在口腔各处的碎屑和食物残渣,然后将漱口水吐出。

指导漱口时需要注意以下几个方面。

(1)漱口时间:通常为饭后漱口,可清除食物碎屑,清新口气。口腔黏膜溃疡、牙周洁治或牙周手术前后,可用药物漱口液含漱1分钟,每小时含漱1~2次。

(2)每次用量:漱口的效果与漱口液用量、含漱力量、鼓漱的次数有关。应根据个人口腔大小含入适量的漱口液,用力鼓漱,才能有效地清除口腔内的食物残渣或异物,达到含漱的目的。通常含漱液 1 次用量为 5~10 mL。

（3）注意问题:漱口液使用前应阅读说明书。药物漱口液只用于牙周洁治和手术后,不作为日常口腔护理用品长期应用,避免产生耐药性。

漱口不能去除菌斑,不能代替刷牙。

二、菌斑显示

控制菌斑对于预防龋病、牙周病等常见口腔疾病,保证牙周病治疗的顺利进行,以及维持疗效、防止复发具有非常重要的意义。要达到菌斑控制的目的,必须掌握对菌斑的临床评估方法,了解牙面的不洁状态,检查评价菌斑控制程度,才能彻底地去除菌斑以及准确评价菌斑控制的效果。菌斑是无色、柔软的物质,黏附于牙面,肉眼不易辨认,可借助菌斑显示剂使菌斑染色而显现。

(一)材料

菌斑显示剂大多由染料制成,剂型有溶液和片剂两类。常用的菌斑染色剂为 2% 碱性品红,其成分为碱性品红 1.5 g,乙醇 25 mL,漱口的浓度可进一步稀释为 1% 水溶液;或者 2%~5% 藻红片剂,通常为每片 15 mg。

(二)操作方法

1.液体菌斑显示剂

用小棉球或棉签蘸取显示剂涂布于牙面,滞留 1 分钟后用清水漱口,无菌斑处显示剂被冲掉,有菌斑处显示剂不能被冲掉而着色。

2.片剂菌斑显示剂

嘱患者将药片放入口中左、右侧共咀嚼 1 分钟,再用舌舔至牙的颊舌面,然后用清水漱口,菌斑可被染色。

3.菌斑观察

被染色的牙齿可显示菌斑附着的位置和范围(图 7-1)。患者可用镜子或口镜观察到唇颊侧及舌腭侧的菌斑情况。刷牙后,检查菌斑的减少情况。仍有染色提示菌斑刷的不干净,则应再次刷牙,或配合使用其他工具,直至彻底消除菌斑为止。

4.注意事项

应注意个别患者对显示剂中的某些成分的变态反应,故使用前要仔细询问过敏史。应注意保护患者衣物,避免菌斑显示剂引起染色不易清洗。

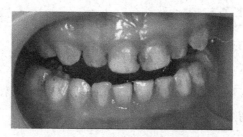

图 7-1　幼儿乳牙菌斑显示效果

(三)菌斑控制的临床评估

菌斑的有效控制在极大程度上依赖于患者自身的积极行动,而调动患者自我口腔保健积极性的动力是让他们亲眼看到口腔致病因素的存在与去除。除数码相机照相、口腔内镜等方法外,菌斑控制记录卡是国际上广泛采用的、能帮助患者记录菌斑控制效果的评价方式。

1.记录方法

记录全口每一颗牙的 4 个牙面(唇侧、舌侧、近中、远中),凡显示有菌斑存在的牙面,可在记录卡中相应部位的格内用"－"表示,凡未萌出或缺失的牙,用"×"表示。

2.计算方法

(1)菌斑百分率＝(有菌斑牙面总数/受检牙面总数)×100%

(2)受检牙面总数＝受检牙总数×4

如菌斑百分率<20%,可认为菌斑基本被控制,如菌斑百分率≤10%,则已达到良好目标。

三、刷牙

刷牙是保持口腔卫生的重要的自我保健方法。刷牙的目的是清除牙面和牙间隙的菌斑、软垢与食物残屑,减少口腔细菌和其他有害物质,减少菌斑的堆积,防止牙石的形成。与其他口腔卫生保健措施相比,刷牙适合于所有人群,因而具有普遍的意义。

(一)牙刷的选择

1.选择牙刷的基本原则

(1)刷头小。

(2)刷毛硬度为中度或软毛。

(3)刷毛末端充分磨圆。

(4)刷柄易把握。

2.个人选择牙刷应考虑的因素

(1)个人用牙刷去除牙面菌斑而又不损伤口腔中软硬组织结构的能力。

(2)手的灵巧性及按刷牙操作程序进行的意愿和能力。

(3)牙龈与牙周的健康状况与解剖特点。

(4)牙错位与拥挤程度。

3.指导牙刷选择还应该考虑的因素

(1)针对口腔内的特殊解剖情况或修复体,可选用如正畸牙刷、牙缝刷和义齿刷,以最大程度帮助控制菌斑,维护口腔健康或延长修复体的使用寿命。

(2)儿童根据不同年龄段的需求有针对性地选择阶段性牙刷(表7-1)。

表 7-1　不同年龄段儿童选择阶段性牙刷

年龄	特征	指导建议
2岁以下	乳牙萌出阶段,基本是父母给孩子刷牙	选择宽柄软毛、软胶刷头牙刷,指套型牙刷或硅胶牙刷最佳
2~4岁	乳牙阶段,儿童开始学着自己刷牙	选择小头软毛的牙刷,选择能够引起孩子的刷牙兴趣并适合儿童握持、不滑的卡通牙刷柄
5~7岁	儿童开始萌出第一恒磨牙	使用末端刷毛长的牙刷
8岁以上	混合牙列时期,口腔清洁难度加大	可选择交叉刷毛和有末端动力刷毛的特殊设计的牙刷

(3)对手动牙刷无法达到理想刷牙效果者,应鼓励适当选择电动牙刷。

(4)对于不能养成良好刷牙习惯的人,可配合使用计时器、菌斑显色剂等工具或推荐使用带有力量智能向导的电动牙刷。

(5)对于舌苔多的人可选择带有舌苔清洁器的牙刷,能帮助清除舌苔,可减轻和预防口臭。

(二)牙膏的选择

牙膏是辅助刷牙的一种制剂,可增强刷牙的摩擦力,帮助去除食物残屑、软垢和牙菌斑,有助于消除或减轻口腔异味,使口气清新。一般人群对牙膏的选择常考虑它的香型、价格、外观、特质、发泡、摩擦剂、清洁能力、清新爽口以及品牌,但最重要的还是其功效与安全性。功效牙膏的区分需要参照包装和有效成分标注。

(三)刷牙指导

1.刷牙方法

刷牙方法有很多种,每一种方法都有它的特点。然而,没有一种刷牙方法能适合于所有的人。人们习惯应用的拉锯式横刷法弊病较多,但如予以改进,也可变成一种较好的刷牙方法。好的刷牙方法应简单易学,去除菌斑效果好,不损伤牙体和牙周组织。这里主要介绍2种主要的刷牙方法。

(1)水平颤动拂刷法:是一种有效清除龈沟内和牙面菌斑的刷牙方法。水平颤动主要是去除牙颈部及龈沟内的菌斑,拂刷主要是清除唇(颊)、舌(腭)面的菌斑。

具体操作方法为见图 7-2。

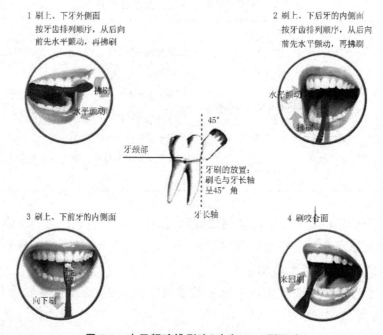

图 7-2　水平颤动拂刷法(改良 Bass 刷牙法)

将刷头放置于牙颈部,刷毛指向牙根方向(上颌牙向上,下颌牙向下),与牙长轴约呈 45°角,轻微加压,使刷毛部分进入龈沟内,部分置于牙龈上。

从后牙颊侧以 2～3 颗牙为一组开始刷牙,用短距离水平颤动的动作在同一个部位数次往返,然后将牙刷向牙冠方向转动,拂刷颊面。刷完第一个部位之后,将牙刷移至下一组 2～3 颗牙的位置重新放置,注意与前一部位应保持有重叠的区域,继续刷下一部位,按顺序刷完上、下颌牙齿的唇(颊)面。

用同样的方法刷后牙舌(腭)侧。

刷上前牙舌面时,将刷头竖放在牙面上,使前部刷毛接触龈缘,自上而下拂刷。刷下前牙舌面时,自下而上拂刷。

刷咬合面时,刷毛指向咬合面,稍用力做前后短距离来回刷。

(2)圆弧刷牙法:又称 Fones 法刷牙法(图 7-3),该方法最易为年幼儿童学习理解和掌握。

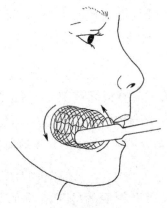

图 7-3　圆弧刷牙法

刷牙要领:是在闭口的情况下,牙刷进入颊间隙,刷毛轻度接触上颌最后磨牙的牙龈区,用较快、较宽的圆弧动作,用很小的压力从上颌牙龈拖拉至下颌牙龈。前牙切缘对切缘接触,做连续的圆弧形颤动,舌侧面与腭侧面需往返颤动。

2.要点

(1)刷牙的顺序:为保证刷牙时不遗漏某些部位,建议按照一定的顺序进行刷牙,做到面面刷到,再 2 个刷牙位置之间应有重叠。

(2)刷牙的时间:普通人群建议每次刷牙时间至少为 2 分钟。

(3)刷牙的次数:每天至少要刷牙 2 次,晚上睡前刷牙更重要。

(4)刷牙时,有些部位常被忽视或牙刷难以达到,在刷牙时应给予特殊的关照,需要补充一些刷牙动作或使用牙线或牙间刷。如上、下颌最后一颗牙的远中面和邻近无牙区的牙面,排列不齐的牙,异位萌出的牙等。口腔清洁还应包括用牙刷清洁舌面,也可用刮舌板。

3.注意事项

(1)通常每个人不必拘泥于固定的刷牙方法和技术动作。只要经过适当的训练,合适的刷牙方法一般都可以收到较好的效果。大多数方法中都包括有旋转、拂刷与颤动 3 种基本动作。这些基本动作有助于使牙刷刷毛能到达每个牙面或牙龈部位,以轻柔的压力振动菌斑使其从牙面松脱,然后通过拂刷与擦洗达到清除牙菌斑的作用。

(2)应尽量避免不恰当的刷牙方法,如力量过大或者过度横刷。这样不但达不到刷牙的目的,反而会引起各种不良后果,最常见的是牙龈组织的萎缩、牙颈部磨损、楔状缺损等牙体硬组织的损伤,并由此而引起牙颈部敏感。

(3)当一些口腔异常情况发生时,如急性口腔炎症、创伤,或牙周手术后、拔牙后、牙修复后,或急性期坏死性溃疡性龈炎等,只要可能,均应鼓励患者刷牙,以减少感染的可能,促进创口愈合。

四、牙间隙清洁

牙与牙之间的间隙称为牙间隙或邻间隙,牙间隙最易滞留菌斑和软垢。刷牙时刷毛难以进入牙间隙或不能完全伸入牙间隙,需配合使用牙间隙清洁工具,如牙线、牙签、牙间刷、电动冲牙器等,方能更有效地清除牙菌斑。

(一)牙线

牙线是由尼龙线、丝线或涤纶线等纤维制成的细线,是一种清洁牙齿的用品。

1.适用情况

适用于牙间隙或龈乳头处的清洁,特别是对平的或凸的牙面。

2.使用方法

(1)取一段长 20~25 cm 的牙线,将线的两端合拢打结形成一个线圈,或取一段 30~40 cm 长的牙线,将其两端各绕在左右手的中指上。

(2)清洁右上后牙时,用右手拇指及左手示指掌面绷紧牙线,然后将牙线通过接触点,拇指在牙的颊侧协助将面颊牵开。

(3)清洁左上后牙时转为左手拇指及右手示指执线,方法同上。

(4)清洁所有下牙时可由两手示指执线,将牙线轻轻通过接触点。

(5)进行(2)~(4)操作步骤时,两指间牙线长度为 1~1.5 cm。

(6)牙线通过接触点,手指轻轻加力,使牙线到达接触点以下的牙面并进入龈沟底以清洁龈沟区。应注意不要用力过大以免损伤牙周组织。如果接触点较紧不易通过,可牵动牙线在接触点以上做水平向拉锯式动作,逐渐通过接触点。

(7)将牙线贴紧牙颈部牙面并包绕牙面使牙线与牙面接触面积较大,然后上下牵动,刮除邻面菌斑及软垢。每个牙面要上下剔刮 4~6 次,直至牙面清洁为止。

(8)再以上述同样的方法进行另一牙面的清洁。

(9)将牙线从殆面方向取出,再次依上法进入相邻牙间隙逐个将全口牙邻面菌斑彻底刮除。

具体使用方法见图7-4。

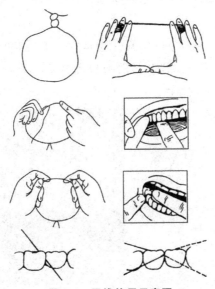

图 7-4 牙线使用示意图

3.注意事项

(1)勿遗漏最后一颗牙的远中面,且每处理完一个区段的牙后,以清水漱口,漱去被刮下的菌斑。

(2)放入牙缝时要慢慢滑动,以免太过用力伤害到牙龈。

(3)对于不能熟练掌握上述牙线使用技巧的个体,可推荐使用牙线棒(图7-5)。

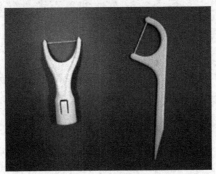

图 7-5 牙线棒

(4)牙线是一次性的用品,不要重复使用。

(二)牙签

牙签是用来剔除嵌塞在牙间隙内的食物碎屑和软垢的工具。

1.适用情况

适用于牙龈退缩,根面暴露,邻面间隙较大的部位。

2.使用方法

将牙签以 45°角进入牙间隙,牙签尖端指向殆面,侧面紧贴邻面牙颈部,向殆方剔起或做颊舌向穿刺动作,清除邻面菌斑和嵌塞的食物,并磨光牙面,然后漱口(图 7-6)。

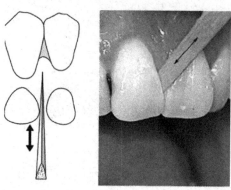

图 7-6　牙签使用示意图

3.注意事项

使用牙签时应避免用力过大而损伤牙龈,以免加重牙龈退缩和增大牙间隙。

(三)牙间刷

牙间刷是用来清洁牙齿之间的位置的清洁工具,又称牙缝刷,其状似小型的洗瓶刷,为单束毛刷,刷头是用细的尼龙丝加上不锈钢丝卷绕而成,有多种大小不同的形态和型号供选择。

1.适用情况

主要用于清除刷牙难以达到的部位,例如,清除邻面菌斑与食物残渣、矫治器、固定修复体、种植牙、牙周夹板、缺隙保持器等,以及前磨牙邻面凹陷处、根分叉、凹的根面,最后清除磨牙远中面等部位。

2.使用方法

使用牙缝刷时,只需把它塞入牙缝中,前后移动来清洁牙齿邻面(图 7-7)。

3.注意事项

若牙缝较小,则不宜使用牙间刷,硬塞进去会损伤牙龈,此时需要使用牙线。

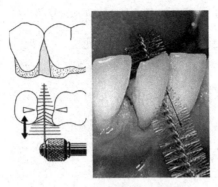

图 7-7　牙间刷使用示意图

(四)电动冲牙器

电动冲牙器,也称水牙线,是一种利用高压脉冲水流产生的柔性冲击,清洁牙间隙及牙龈沟,同时按摩和刺激牙龈的新型口腔清洁器具。

1.适用情况

普通人群均可使用,特别适用于口气困扰严重者、牙龈出血者、配戴正畸矫治器者,牙龈炎、牙周炎等口腔疾病的患者,口腔内有种植牙、义齿等的患者,口腔术后需要预防感染者。中老年人牙缝较大,用冲牙器更容易清除牙缝中的食物残渣。

2.使用方法

电动冲牙器使用方法比较简单,接通电源,持握手柄,将冲牙器的喷嘴放入口腔内,对准牙间隙,略微朝向冠方,打开开关进行冲洗。

3.注意事项

(1)时间:每天 2～3 次,特别在每次用餐后冲洗 1～3 分钟。

(2)冲洗液:使用清水即可,也可以加入漱口液或者镇痛消炎药等不同功能的辅助剂,针对性地强化一些治疗效果。

第二节　社区口腔保健

县级医院口腔医师应提供以社区人群和家庭为基础提供的医疗保健服务,应在政府领导、上级卫生机构指导下,合理使用社区卫生资源,以人的口腔健康为中心、家庭为单位、社区为范围,以妇女、儿童、老年人、慢性病患者、残疾人等为重点,以解决社区主要口腔卫生问题、满足基本口腔卫生服务需求为目的,提供口腔健康教育、预防、医疗、转诊等为一体的基层口腔卫生保健服务。

一、社区口腔卫生调查

社区口腔卫生调查的基本方法主要是采用卫生统计学和流行病学方法。

县级医院口腔医师有义务与公共卫生医师、疾病预防控制中心机构等合作开展社区口腔卫生调查。

社区口腔卫生调查主要包括以下内容。

(一)社区人口学资料

如社区人口数量、人口构成等具有人口学特征的资料。

(二)社区环境因素

即宏观社会经济发展状况及存在的相关问题,如地理位置、交通、气候、社会经济地位、人文与地理特色等。

(三)社区居民口腔健康状况调查

其包括社区居民口腔健康观念、行为,口腔疾病流行病学调查、全身健康状况调查等。建立口腔疾病患者社区、家庭及个人档案等。

(四)社区口腔卫生服务需要与需求情况

社区居民口腔健康状况,口腔疾病发病人数、患病人数,居民对社区口腔卫生服务的了解程度和有偿服务的可接受情况等,居民所获得的口腔卫生服务内容、需要提供服务的方法和措施、社区居民口腔卫生需求情况的评价和建议等。

(五)其他

如医疗保险制度、患者医疗服务质量满意度、医疗服务态度满意度等。

二、社区口腔卫生诊断

社区诊断是在社区口腔卫生调查的基础上,对社区口腔健康状况、人群口腔健康的危害因素、人群对口腔卫生服务的需求与利用及社区口腔卫生资源等情况所进行的分析和判断。

社区诊断的内容如下。

(1)社区口腔健康状况及相关问题。

(2)社区自然环境状况。

（3）社会、人文环境状况。

（4）社区资源状况。

分析人群口腔健康状况及影响因素，找出危害社区人群口腔健康的主要问题和影响因素是社区诊断的主要内容。以此为依据，基层口腔医师需主导或者参与制订社区口腔卫生服务计划，并组织实施，以提高社区口腔健康水平。

三、社区口腔卫生服务

（一）口腔健康教育和指导

向包括孕妇、婴幼儿、学龄儿童、老年人和特殊人群在内的社区居民提供基本的口腔卫生保健知识、信息和咨询，指导掌握维护自我口腔健康的方法和技能，提高自我口腔保健能力。具体内容如下。

（1）提供口腔卫生与保健信息及口腔卫生指导，包括知识、技能与实践。

（2）自我口腔保健技术知识讲解与技术示范。

（3）个人营养、饮食习惯与食品选择咨询与指导。

（4）个人口腔卫生实践、养成卫生习惯与生活方式。

（5）适当补充氟化物（除高氟地区外）。

（6）适当限制糖摄入量与摄入方式，进行糖摄入量、次数与摄入方式指导。

（7）选择健康食品指导。

（二）口腔定期检查、早期诊断与早期处理

（1）通过健康教育活动，提醒大家定期进行口腔健康检查非常重要，并建议儿童每半年检查1次；成人每年检查1次；准备怀孕的妇女先检查后受孕。

（2）不同年龄阶段定期检查针对问题有侧重点。儿童时期主要会产生龋坏和牙列不齐的问题，定期进行检查，发现龋洞应及时充填，尤其是不良习惯、牙列不齐更要及时矫治，以免错过矫治的黄金时期。成年人主要会产生龋病和牙周病，不明原因的牙痛要及时治疗，以免产生严重后果。老年人面临的主要是失去牙和修复牙的问题，残根、残冠及时处理，以免造成身体其他的严重伤害。

（3）定期检查，要注意全身性疾病的早期在口腔中的表现。如铅中毒、麻疹、某些血液病、遗传病、梅毒、艾滋病等早期可在牙龈和口腔黏膜上出现相应病征的疾病。通过口腔健康检查，可及早发现、及早诊断、及早治疗全身性的疾病。

（4）发现如黏膜白斑、红斑、扁平苔藓等癌前病变，或者肿块、结节、白色、平滑式鳞状斑块状等异常情况的出现，应引起重视，并采取相应措施。

(三)基本口腔预防和医疗

提供以门诊为主要形式的基本口腔预防和医疗服务,内容如下。

(1)重视并提供使用包括窝沟封闭、ART、预防性充填、局部用氟等在内的口腔疾病防治技术,提供口腔疾病的初级预防保健。

(2)提供口腔常见病、多发病的基本诊疗服务,包括缓解疼痛(机械或药物方法),简单急诊处理。

(3)开展口腔疾病双向转诊服务。县级医院口腔科应与大型综合医院口腔科、口腔专科医院之间建立双向转诊服务机制,保证患者得到连续的口腔医疗服务,实现双向转诊和会诊。

(4)提供电话预约、家庭出诊、特需服务等服务内容,为特殊者或特需者提供口腔预防诊疗服务、洁治、牙列缺失与缺损的修复,以及功能康复和咨询服务等专项服务。

(四)口腔卫生信息管理

制订口腔卫生服务信息的收集、整理、统计、分析和报告制度;建立和建设口腔卫生服务数据库;分析和定期编辑口腔健康监测报告的资料等,为卫生行政管理部门的政策制定和卫生规划实施提供依据。

参考文献

[1] 王佃亮,唐志辉,危岩.口腔科医师处方[M].北京:中国协和医科大学出版社,2019.

[2] 李睿敏.现代实用口腔科疾病诊断与治疗[M].青岛:中国海洋大学出版社,2020.

[3] 王松灵,程斌.口腔医学[M].北京:北京大学医学出版社,2019.

[4] 刘连英,杜凤芝.口腔内科学[M].武汉:华中科学技术大学出版社,2020.

[5] 唐红萍,朱兰省,崔永新.现代口腔诊疗学[M].汕头:汕头大学出版社,2019.

[6] 邹慧儒.口腔内科学[M].北京:北京科学技术出版社,2020.

[7] 姜蕾.口腔科疾病诊治[M].长春:吉林科学技术出版社,2019.

[8] 陈霞.新编实用口腔疾病诊断与治疗[M].汕头:汕头大学出版社,2020.

[9] 张栋梁.口腔正畸临床高效矫治[M].北京:北京工业大学出版社,2019.

[10] 陈宜辉.实用临床口腔诊疗精要[M].哈尔滨:黑龙江科学技术出版社,2018.

[11] 李辰彧,李辰佳,朱力.复发性口腔溃疡的综合治疗[M].北京:中国医药科技出版社,2019.

[12] 张秀琴.口腔科常见病与多发病[M].西安:世界图书出版西安有限公司,2020.

[13] 李宪孟.口腔组织病理学[M].北京:中国医药科技出版社,2019.

[14] 何巍.口腔科学[M].郑州:郑州大学出版社,2019.

[15] 孟焕新.牙周病学[M].北京:人民卫生出版社,2020.

[16] 陈彬.现代口腔科诊疗精要[M].哈尔滨:黑龙江科学技术出版社,2019.

[17] 周学东.牙体牙髓病学[M].北京:人民卫生出版社,2020.

[18] 史宗道,华成舸,李春洁.循证口腔医学[M].北京:人民卫生出版社,2019.

[19] 宫苹.口腔种植学[M].北京:人民卫生出版社,2020.

［20］张江云.口腔疾病诊疗技术常规［M］.长春:吉林科学技术出版社,2019.

［21］李洁.口腔疾病临床策略与技巧［M］.北京:科学技术文献出版社,2018.

［22］韩小梅.口腔医学理论与临床实践［M］.长春:吉林大学出版社,2019.

［23］王玮.现代实用口腔医学［M］.昆明:云南科技出版社,2020.

［24］李爽,卢艳华,靳昊.新编口腔疾病治疗学［M］.汕头:汕头大学出版社,2019.

［25］周百铭.实用牙体牙髓病临床实践［M］.天津:天津科学技术出版社,2020.

［26］张晶.口腔内科疾病诊治［M］.天津:天津科学技术出版社,2019.

［27］房兵.临床整合口腔正畸学［M］.上海:同济大学出版社,2020.

［28］王子义.现代口腔医学临床与实践［M］.长春:吉林大学出版社,2019.

［29］顾长明.口腔内科学［M］.北京:人民卫生出版社,2019.

［30］潘福勤.口腔临床实用新技术［M］.汕头:汕头大学出版社,2018.

［31］周百铭.实用牙体牙髓病临床实践［M］.天津:天津科学技术出版社,2020.

［32］肖水清,郭泾.口腔正畸学［M］.北京:中国医药科技出版社,2019.

［33］王金萍,边龙霞.儿童口腔疾病诊疗精粹［M］.汕头:汕头大学出版社,2018.

［34］曲兆明.口腔种植与牙周病诊治技术［M］.天津:天津科学技术出版社,2018.

［35］葛秋云.口腔疾病概要［M］.北京:人民卫生出版社,2019.

［36］余坚铮,严俊,董明新,等.微创拔牙治疗下颌阻生牙的效果分析［J］.华夏医学,2020,33(6):163-167.

［37］李梦玲,冶录平.牙列缺损后磨牙伸长伴牙列拥挤的多学科治疗［J］.中华口腔正畸学杂志,2019,26(1):48-50.

［38］刘娜玲.口腔正畸治疗对口腔中细菌微生态的影响分析［J］.全科口腔医学电子杂志,2019,6(30):61-61＋68.

［39］沈潇,乔敏,徐宝华.成人重度牙周炎患者正畸治疗的研究进展［J］.中日友好医院学报,2020,34(1):36-38.

［40］王鹏义,宋丽萍,吴春锋,等.治疗牙本质敏感的研究进展［J］.西南军医,2020,22(2):141-144.